Tony TOLLE

I0436121

SANTÉ, AMOUR ET PROSPÉRITÉ

L'Équilibre d'une Vie Harmonieuse

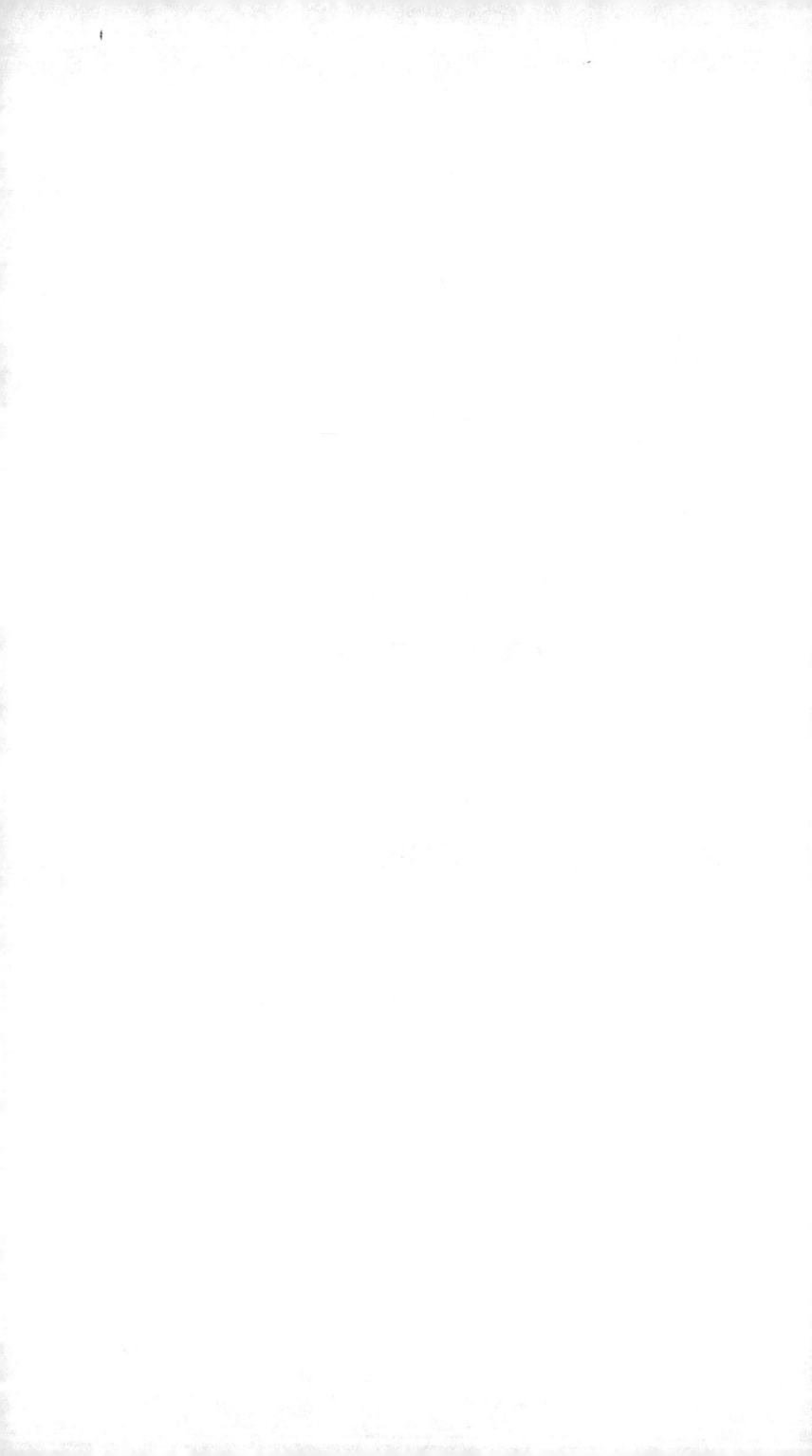

SOMMAIRE

- **Prospérité & Santé** : Comment la sécurité financière et matérielle peut influencer notre état de santé.

- Découvrez comment la santé, l'amour et la prospérité peuvent se nourrir mutuellement pour créer un équilibre dynamique.

- Comment un déséquilibre dans l'un des piliers peut affecter les deux autres.
- Stratégies pour identifier et rectifier ces déséquilibres.

- Études de cas illustrant des individus ou des communautés qui ont réussi à harmoniser ces trois éléments.

- **Exercices de Réflexion** : Aider les lecteurs à évaluer où ils se situent dans chaque pilier.
- **Pratiques Quotidiennes** : Habitudes simples pour nourrir la santé, l'amour et la prospérité ensemble.

- **Défis Synergiques** : Invitations mensuelles ou hebdomadaires pour les lecteurs à expérimenter la fusion de ces trois éléments.

- Comment la priorité entre ces piliers peut changer au fil du temps, et comment maintenir leur synergie à travers ces transitions.

- L'appel à embrasser la complexité et la beauté de la vie en cultivant consciemment ces trois domaines.

Introduction

"La vie est ce qui se passe quand on est occupé à faire d'autres projets." - John Lennon

La quête de l'équilibre dans une vie en mouvement constant

L'équilibre, ce mot que nous prononçons avec tant d'espoir, cache un poids sémantique incommensurable. C'est un concept que nous cherchons tous, une sorte de Saint Graal dans notre vie contemporaine marquée par le mouvement perpétuel. Le rythme de l'existence moderne, avec ses mutations incessantes, ses progrès technologiques et ses transformations socio-culturelles, nous rappelle sans cesse que la stabilité est éphémère. Mais alors, comment trouver son équilibre dans ce flux constant? Comment maintenir un cap sûr et serein au milieu de cette mer agitée?

Pour beaucoup d'entre nous, le défi se situe dans la navigation de trois domaines vitaux : la santé, l'amour et la prospérité. Comme des phares éclairant nos chemins, ces piliers offrent à la fois des repères et des défis. Approfondis-sons.

La Symphonie de la Vie Moderne

Chaque époque a ses défis. Si nos ancêtres combattaient les éléments naturels, nous luttons aujourd'hui contre une surabondance d'informations, des attentes sociétales changeantes et une accélération constante du temps. Les jours semblent se fondre les uns dans les autres, avec la technologie comme compagne constante, influençant nos interactions, nos perceptions et nos ambitions. Dans cette cacophonie, il est essentiel de se rappeler que, même si le rythme s'accélère, notre quête fondamentale reste la même : trouver un sens, une raison d'être et un équilibre.

La Santé : Notre Boussole Intérieure

Si nous devions utiliser une métaphore, la santé serait la boussole de notre navire. Plus qu'un simple état physique, elle représente notre énergie vitale, le dynamisme qui nous permet d'agir, de rêver, d'aimer. Elle englobe notre bien-être mental, émotionnel et spirituel. Comme une boussole, elle nous indique si nous sommes sur le bon chemin ou si nous devons ajuster notre trajectoire. Elle est le premier pilier qui, s'il est négligé, peut faire chavirer l'ensemble de notre existence.

L'Amour : L'Ancre de notre Être

Ensuite vient l'amour, l'ancre qui maintient le navire en place malgré les tempêtes. L'amour, dans toutes ses manifestations, est ce qui donne de la couleur à notre monde. C'est la chaleur des moments partagés, l'éclat des souvenirs créés et le tissu qui lie nos expériences humaines. Sans amour, nous serions comme des navires sans ancre, dérivant sans but ni direction.

La Prospérité : Le Vent dans nos Voiles

La prospérité, souvent mal interprétée comme une simple accumulation de richesses, est en réalité le vent qui remplit nos voiles. Elle est représentative de notre sentiment d'abondance, de sécurité et de réussite. C'est un équilibre entre les ressources matérielles, les accomplissements personnels et la satisfaction intérieure. Elle est l'indicateur de notre capacité à avancer, à explorer de nouveaux horizons, fortifiés par le sentiment que nous avons ce qu'il faut pour affronter les défis à venir.

Naviguer dans les Eaux Modernes

Mais la quête d'équilibre ne se résume pas à la simple gestion de ces trois domaines. Il s'agit de comprendre comment ils s'entremêlent, comment un déséquilibre dans l'un peut perturber les autres. Notre époque exige de nous une adaptabilité et une résilience accrues. Il ne s'agit pas simplement d'équilibrer des assiettes en rotation, mais de jongler avec elles tout en marchant sur une corde raide.

Cette recherche d'équilibre est un art et une science. C'est une danse délicate où nous apprenons de nos erreurs, ajustons nos pas et continuons à avancer avec espoir et détermination. Et même si les défis de la vie moderne peuvent parfois sembler accablants, nous avons également accès à une profusion de connaissances, d'outils et de ressources pour nous guider.

L'équilibre n'est pas une destination finale, mais plutôt une quête continue. C'est un processus dynamique qui exige de nous d'être présents, conscients et engagés dans notre propre voyage. Alors, alors que nous plongeons dans la mer tumultueuse de la vie moderne, armés de nos boussoles intérieures, de nos ancres émotionnelles et du vent de la prospérité, rappelons-nous que chaque défi, chaque tempête, chaque épreuve est une opportunité pour trouver notre propre équilibre unique dans ce monde en mouvement constant.

Comment et pourquoi la santé, l'amour et la prospérité sont intrinsèquement liés

L'interconnexion entre la santé, l'amour et la prospérité est bien plus profonde qu'il n'y paraît. Ces trois piliers semblent fonctionner en symbiose, influençant chacun d'entre eux de manière souvent imperceptible. Mais avant de plonger dans les intrications de ces éléments, prenons un instant pour comprendre pourquoi leur union est si puissante et comment ils façonnent l'expérience humaine.

Un Triptyque de l'Existence Humaine

L'histoire de l'humanité, qu'elle soit écrite dans les annales des sociétés ou inscrite dans les mémoires individuelles, tourne autour de ces trois concepts. Ils sont les étoiles brillantes qui guident nos décisions, nos rêves et nos espoirs. Séparément, ils représentent des quêtes vitales; ensemble, ils forment un tableau holistique de ce que signifie vraiment mener une vie pleine et enrichissante.

La Santé : Le Prérequis de Tout

La santé, au sens le plus large, est la plate-forme sur laquelle repose toute autre quête. Sans elle, les aspirations amoureuses et finan-

cières peuvent sembler hors de portée ou dé-
nuées de sens. Quand notre bien-être physique,
mental ou émotionnel est compromis, notre capacité à aimer pleinement ou à aspirer à la
prospérité est entravée. En d'autres termes, la
santé est la pierre angulaire qui soutient et renforce les deux autres piliers.

L'Amour : Le Catalyseur de la Crois-
sance et du Bien-être

L'amour est le moteur qui stimule notre
désir d'être en bonne santé et prospères. Dans
nos moments les plus sombres, c'est souvent
l'amour, sous toutes ses formes, qui nous incite à
rechercher un mieux-être, à lutter contre une
maladie ou à surmonter un défi. De plus,
l'amour propre est souvent le déclencheur qui
nous pousse à chercher la prospérité, non
seulement pour nous-mêmes, mais aussi pour
ceux que nous aimons. L'amour est la force
émotionnelle qui donne du sens à notre quête
de santé et de prospérité.

La Prospérité : Le Reflecteur de la Valeur
Personnelle

La prospérité, bien qu'elle puisse être faci-
lement réduite à une simple métrique financière, est en réalité le reflet extérieur de notre
valeur intérieure. Elle sert souvent de baromètre

pour notre santé mentale et émotionnelle. Par ailleurs, un certain niveau de prospérité peut offrir les moyens nécessaires pour prendre soin de notre santé et pour nourrir nos relations amoureuses. Elle n'est pas une fin en soi, mais un moyen qui peut faciliter une vie équilibrée et épanouissante.

Interconnectivité : Le Jeu d'Influence et d'Équilibre

La beauté de ce triptyque réside dans son interdépendance. La santé peut être vue comme un prérequis pour poursuivre l'amour et la prospérité. L'amour, en revanche, peut être un catalyseur pour la santé mentale et physique ainsi que pour la quête de prospérité. Enfin, la prospérité, lorsqu'elle est acquise et gérée judicieusement, peut faciliter une meilleure santé et des relations amoureuses plus profondes.

Mais cette interconnectivité comporte également des défis. Une détérioration dans l'un de ces domaines peut entraîner des répercussions dans les autres. Par exemple, des problèmes financiers peuvent causer du stress, affectant la santé mentale et émotionnelle, et par conséquent, la qualité des relations amoureuses.

La Compréhension Holistique

Ainsi, pour véritablement comprendre la valeur de chaque pilier, nous devons les envisager non pas comme des entités isolées, mais comme des parties d'un tout intégré. Cette approche holistique reconnaît que la vraie prospérité ne réside pas seulement dans la richesse matérielle, mais dans une vie équilibrée entre la santé, l'amour et le bien-être financier.

Une Danse Délicate

La danse entre la santé, l'amour et la prospérité est complexe, délicate et éternelle. Chaque pas, chaque mouvement dans un domaine influence les autres. Comprendre cette relation symbiotique est crucial pour quiconque cherche à mener une vie équilibrée et épanouissante.

Ainsi, alors que nous poursuivons nos quêtes individuelles, rappelons-nous que ces trois éléments sont inextricablement liés. Leur harmonie, leur équilibre et leur entrelacement sont ce qui donne de la profondeur, de la richesse et du sens à l'expérience humaine.

Chapitre 1

Les Trois Piliers Définis

"La santé c'est la richesse. L'amour véritable est la paix. La musique est le médiateur entre la vie spirituelle et la vie des sens."
- Ludwig van Beethoven

La Santé : Plus qu'une absence de maladie

Lorsqu'on évoque la notion de santé, la première image qui vient souvent à l'esprit est celle d'un corps dénué de maladies, fonctionnant à son apogée. Cependant, cette vision est réductrice. La santé est un spectre, une mosaïque multidimensionnelle qui englobe bien plus que le simple bien-être physique. Elle est à la fois un état et un voyage, une destination et le chemin pour l'atteindre.

La Santé Physique : L'Épicentre

Bien sûr, le corps joue un rôle primordial. C'est la machine, le véhicule qui nous porte à travers les étapes de la vie. Prendre soin de lui est un devoir sacré. Cela implique une alimentation équilibrée, une activité physique régulière et des visites médicales pour prévenir et traiter les affections. Mais la santé physique est aussi la capacité de récupération, la résilience face aux adversités.

La Santé Mentale : L'Intangible Essentiel

Tout aussi cruciale, la santé mentale demeure pourtant encore mal comprise et souvent négligée. Elle ne se limite pas à l'absence de troubles mentaux. C'est aussi une perception positive de soi, une capacité à gérer le stress, à apprendre de nouvelles compétences, à ressentir, exprimer et gérer une gamme d'émotions positives et négatives. C'est le rapport à nos pensées, à nos croyances et à la manière dont elles façonnent notre réalité.

La santé mentale est également liée à notre capacité d'adaptation, à notre flexibilité face aux défis inattendus et à notre résilience psychologique. Elle est l'équilibre délicat entre notre monde intérieur et les stimuli extérieurs, entre nos aspirations et les réalités de la vie quotidienne.

La Santé Émotionnelle : Le Cœur Battant

Si la santé mentale est notre rapport à nos pensées, la santé émotionnelle est notre rapport à nos sentiments. Elle se manifeste par notre capacité à reconnaître, comprendre et exprimer nos émotions. C'est également notre aptitude à gérer efficacement et de manière appropriée des émotions intenses, que ce soit la joie, la tristesse, la colère ou la peur.

Une santé émotionnelle robuste nous permet de développer une empathie profonde pour les autres, d'établir des relations solides et de naviguer dans le labyrinthe complexe des interactions humaines. Elle est le fondement de la compréhension de soi et de la connexion authentique avec autrui.

La Santé Sociale : La Toile Relationnelle

Enfin, notre santé n'est pas seulement déterminée par notre état individuel, mais aussi par la qualité de nos relations avec les autres et par notre environnement social. Être en bonne santé, c'est aussi avoir des relations saines, bénéfiques, et un réseau social solide. C'est se sentir connecté, soutenu et compris.

Les liens sociaux, qu'ils soient familiaux, amicaux ou professionnels, jouent un rôle crucial dans notre bien-être global. Ils offrent un soutien, un partage d'expériences et peuvent même influencer nos habitudes de vie, bonnes ou mauvaises.

Une Vision Globale

Si la santé est souvent perçue à travers le prisme de la médecine et de la biologie, elle est, en réalité, l'intersection de multiples dimensions. Elle est le reflet d'une harmonie, d'un équilibre entre le corps, l'esprit, le cœur et notre environnement social. Elle est le résultat d'interactions complexes et dynamiques, où chaque aspect nourrit et influence les autres.

Dans cette perspective, l'absence de maladie n'est qu'une petite partie du puzzle. Une véritable santé est proactive, pas seulement réactive. Elle ne se contente pas d'éviter la maladie, mais cherche à optimiser, à enrichir et à élever la qualité de la vie.

En poursuivant cette exploration des piliers, nous constaterons que cette vision élargie de la santé est intrinsèquement liée à nos conceptions de l'amour et de la prospérité. Mais pour l'instant, retenons que la santé est un équilibre, une symphonie en mouvement, une danse délicate entre différentes facettes de notre exis-tence, toutes aussi cruciales les unes que les autres.

L'Amour : Au-delà de la simple romance

Dans le théâtre de la vie, l'amour est sans doute l'acteur principal. Il est le moteur qui propulse nos actions, qui donne de la couleur à nos émotions, qui inspire nos œuvres d'art. Lorsque nous parlons d'amour, nos pensées se dirigent instinctivement vers des images de couples éperdus, de cœurs palpitants et de flirts passionnés. Mais réduire l'amour à la seule romance, c'est omettre une grande partie de sa riche tapestry.

Les Racines de l'Amour : Une Connexion Primordiale

L'amour trouve ses racines dans les premières interactions de la vie. Les premiers regards, les premières caresses entre un enfant et sa mère. Ces moments où l'attachement se forge, où la confiance s'établit. C'est cette forme d'amour, inconditionnel et pur, qui pose les bases de notre capacité à aimer et à être aimé en retour.

L'Amitié : Le Lien Élu

Au-delà de la famille, l'amitié est une des expressions les plus puissantes de l'amour. Les amis sont la famille que nous choisissons. Ils sont témoins de nos réussites, de nos échecs, de nos joies et de nos peines. Dans l'amitié, nous trouvons un miroir qui reflète notre véritable essence, qui nous accepte tels que nous sommes, sans jugement.

L'Amour de Soi : La Base de Tout

Si l'amour pour les autres est essentiel, l'amour de soi est tout aussi crucial. Il n'est ni narcissique ni égoïste. Il s'agit de reconnaître sa propre valeur, d'accepter ses imperfections et de se traiter avec gentillesse et compassion. L'amour-propre est le socle sur lequel se construisent toutes les autres formes d'amour. Sans lui, notre capacité à aimer sincèrement est compromise.

L'Amour Universel : La Connexion avec le Tout

Au-delà des liens interpersonnels, il y a un amour plus vaste, plus global. C'est l'amour pour la nature, pour l'univers, pour l'humanité dans son ensemble. C'est un sentiment d'unité, de connexion avec tout ce qui est. Cet amour universel nous rappelle que nous faisons partie d'un tout, que nous sommes des gouttes d'eau dans l'immensité de l'océan de la vie.

L'Amour à l'Épreuve : Les Défis et les Triomphes

L'amour, sous toutes ses formes, n'est pas exempt de défis. Il y a des moments de doute, de peur, de jalousie ou de trahison. Mais c'est à travers ces épreuves que l'amour montre sa véritable force. Il a le pouvoir de guérir, de transcender les blessures, de transformer la douleur en sagesse.

Une Force Multidimensionnelle

L'amour est un spectre. C'est une force qui transcende les genres, les cultures, les religions et les époques. Il est à la fois vulnérable et puissant, éphémère et éternel. Il est la source de nos plus grandes joies et, parfois, de nos plus profondes douleurs.

Au-delà de la simple romance, l'amour est la force vitale qui traverse nos existences, qui donne du sens à nos actions, qui enrichit notre expérience humaine. Il est le fil conducteur qui relie la santé à la prospérité, créant ainsi un tissu harmonieux où chaque élément renforce et éclaire les autres.

À mesure que nous poursuivons cette exploration, nous verrons comment l'amour, dans toute sa complexité, interagit avec la notion de prospérité, et comment ces trois piliers – santé, amour et prospérité – tissent ensemble la riche tapestry de l'existence humaine.

La Prospérité : Repenser la richesse et le succès

Lorsqu'on évoque le mot "prospérité", l'image qui se dessine souvent dans l'esprit est celle de comptes bancaires bien garnis, de voitures luxueuses et de demeures somptueuses. Cette représentation est sans doute influencée par une société qui, pendant des décennies, a associé la prospérité à la possession matérielle. Pourtant, en sondant plus profondément le concept, on découvre que la prospérité est bien plus qu'une simple accumulation de biens.

Définir la Prospérité : L'Essence de l'Abondance

Au cœur de la prospérité se trouve l'idée d'abondance. Pas seulement une abondance matérielle, mais une abondance de possibilités, d'opportunités, d'expériences, et, surtout, une abondance de sens. Être prospère, c'est percevoir la richesse de la vie sous toutes ses formes, qu'elle soit tangible ou intangible.

Les Dimensions de la Prospérité

- **La Richesse Matérielle** : Bien sûr, les ressources financières ont leur place. Elles offrent une sécurité, facilitent certaines expériences et peuvent améliorer la qualité de vie. Cependant, elles ne garantissent pas un sentiment de prospérité. Il est possible d'avoir beaucoup matériellement et de se sentir vide intérieurement. Inversement, certains avec peu trouvent une abondance dans leur simplicité.

- **La Richesse Émotionnelle** : C'est la capacité à ressentir une gamme d'émotions, à s'émerveiller devant les petits plaisirs de la vie, à tisser des liens profonds avec d'autres et à trouver de la joie même dans les moments ordinaires.

- **La Richesse Intellectuelle** : Elle se manifeste à travers l'apprentissage, la curiosité, la découverte de nouvelles idées et la capacité à s'épanouir mentalement.

- **La Richesse Spirituelle** : Quelle que soit la foi ou la philosophie de vie, la richesse spirituelle concerne la connexion avec quelque chose de plus grand que soi, une compréhension de sa place dans l'univers et une quête de sens.

Au-delà du Symbole : Le Danger d'Équivalences

L'un des pièges courants est d'associer la prospérité à des symboles – un certain type de voiture, un style de vie, une position sociale. Ces symboles peuvent être changeants et sont souvent influencés par des facteurs externes. Fonder sa notion de prospérité sur ces symboles c'est comme construire sur des sables mouvants. Le véritable défi est de reconnaître sa propre définition de la prospérité, indépendamment des normes sociétales.

Prospérité et Contribution : Le Cycle d'Abondance

La véritable prospérité ne s'arrête pas à l'individu. Elle a une dimension communautaire. Elle englobe la capacité à contribuer, à donner, à enrichir la vie des autres. En faisant cela, on entre dans un cycle d'abondance où donner et recevoir deviennent indissociables. Cette interconnexion renforce le sentiment de prospérité, car elle reconnaît la valeur intrinsèque de chaque individu dans le grand tissu de la société.

Une Vision Holistique de la Prospérité

Repenser la richesse et le succès, c'est embrasser une vision holistique de la prospérité. C'est reconnaître que chaque aspect de notre être – physique, émotionnel, intellectuel et spirituel – contribue à notre sentiment d'abondance. C'est également reconnaître que la prospérité est interdépendante, liée à notre capacité à aimer, à être en bonne santé et à contribuer au bien-être collectif.

Alors que nous continuons à explorer les interactions entre la santé, l'amour et la prospérité, nous commençons à voir comment ces piliers, pris individuellement et collectivement, façonnent l'expérience humaine, la rendant riche, profonde et, surtout, équilibrée.

Vers l'Interconnexion des Piliers

Comme nous l'avons exploré tout au long de ce premier chapitre, la santé, l'amour et la prospérité ne sont pas de simples aspirations individuelles. Ces piliers de la vie humaine, chacun riche en profondeur et en complexité, nous offrent un cadre pour construire une existence épanouissante. Ils ne sont pas des destinations en soi, mais des voyages continus, des quêtes qui façonnent notre vécu quotidien.

Mais, si ces trois piliers sont si cruciaux pour une vie équilibrée, comment interagissent-ils entre eux? Comment l'état de notre santé influence-t-il notre capacité à aimer ou à prospérer? De quelle manière l'amour peut-il façonner notre bien-être physique ou notre perspective sur la prospérité? Et enfin, comment la richesse, au sens large du terme, peut-elle impacter les deux autres piliers?

En clôturant ce chapitre, nous vous invitons à poursuivre ce voyage d'exploration avec nous. Le hhapitre suivant plongera plus profondément dans la manière dont ces fondements de la vie s'entremêlent, se renforcent et parfois se défient mutuellement. En découvrant ces intersections, nous pouvons mieux comprendre comment harmoniser ces piliers pour une vie véritablement équilibrée et enrichissante.

chapitre 2

Les Intersections des Piliers

"La vie est un équilibre entre ce que nous pouvons contrôler et ce que nous ne pouvons pas. J'apprends à vivre entre effort et lâcher prise."
- Isabel Allende

Santé & Amour : Comment les relations affectent notre bien-être physique et mental.

L e mariage de la santé et de l'amour, deux piliers fondamentaux de notre existence, est à la fois mystérieux et intuitif. L'homme, en tant qu'être intrinsèquement social, s'épanouit au sein de relations harmonieuses, et ces relations ont, en retour, un impact profond sur sa santé. En plongeant dans cet entrelacs complexe, nous découvrons un tissu dense d'interactions, où le bien-être émotionnel et physique se nourrissent mutuellement.

Les relations affectueuses, qu'elles soient familiales, amicales ou amoureuses, ont long-temps été associées à des avantages pour la san-té. Un sentiment d'appartenance et d'amour peut stimuler le système immunitaire, réduire les risques de maladies chroniques et même aug-menter la longévité. Lorsque nous nous sentons aimés et soutenus, notre corps libère des hor-mones comme l'ocytocine et les endorphines, qui ont des effets anti-stress et analgésiques. De plus, être dans une relation positive peut moti-ver des comportements sains, tels que manger équilibré, faire de l'exercice ou éviter des com-portements à risque.

Inversement, l'absence de relations signifi-catives, ou la présence de relations toxiques, peut avoir des conséquences néfastes sur la san-té. L'isolement social et la solitude sont associés à une variété de maux, allant de la dépression à l'hypertension artérielle. Lorsque nous nous sen-tons seuls ou mal aimés, notre corps peut entrer dans un état d'alerte constant, augmentant la production de cortisol, une hormone du stress, ce qui peut, à long terme, avoir un impact néga-tif sur notre santé.

L'amour, cependant, ne se limite pas à l'aspect romantique. Les relations d'amitié et familiales ont également un impact profond sur notre bien-être. Des études ont montré que des amis proches peuvent améliorer la résilience mentale, aider à surmonter les traumatismes et offrir un soutien en cas de maladie. Les familles, malgré leurs défis et dynamiques parfois complexes, offrent souvent un filet de sécurité émotionnel, vital pour notre santé mentale.

Par ailleurs, la manière dont nous percevons notre propre santé, en particulier la santé mentale, peut influencer la qualité et la quantité de nos relations. Une bonne estime de soi, une perspective positive et une résilience mentale peuvent faciliter la formation de liens solides. À l'inverse, des défis tels que la dépression ou l'anxiété peuvent parfois entraver notre capacité à nouer ou maintenir des relations, créant ainsi un cercle vicieux.

Pourtant, même dans ces moments de vulnérabilité, l'amour peut être thérapeutique. Des thérapies axées sur la relation, par exemple, se concentrent sur la guérison à travers le prisme des relations. Elles reconnaissent le pouvoir de l'amour et de la connexion pour surmonter les obstacles mentaux et émotionnels.

Dans cette exploration, il est également essentiel de reconnaître que chaque individu est unique. Si certaines personnes trouvent force et réconfort dans un large cercle social, d'autres peuvent se sentir comblées et en bonne santé

avec un cercle plus restreint. La clé est de reconnaître et d'honorer ses propres besoins et limites.

En fin de compte, la danse entre santé et
amour est une mélodie complexe, faite d'har-
monies, de dissonances, de hauts et de bas. Cependant, ce qui est incontestable, c'est que
l'amour, sous toutes ses formes, a le pouvoir
d'améliorer, de guérir et d'enrichir notre santé, à
la fois mentale et physique. En comprenant et
en cultivant cette interrelation, nous pouvons
aspirer à une vie plus complète, où le bien-être
et l'affection marchent main dans la main.

Santé & Amour : L'Interdépendance Approfondie

Il est fascinant de constater à quel point
nos émotions, nos expériences relationnelles et
notre état physique peuvent s'imbriquer. En
plongeant plus profondément dans le maelström
de ces connexions, il devient clair que la santé et
l'amour ne sont pas seulement des concepts pa-
rallèles, mais qu'ils s'influencent mutuellement
d'une manière qui façonne notre essence même.

D'abord, considérons le rôle que joue
l'amour dans notre santé dès notre plus jeune
âge. Les premières années de la vie d'un enfant
sont cruciales pour son développement émo-

tionnel et physique. L'attachement sécurisé, un lien fort et aimant entre l'enfant et son principal soignant, est un prédicteur clé du bien-être émotionnel et social à l'âge adulte. En l'absence d'un tel attachement, l'enfant peut développer des troubles de l'attachement qui peuvent persister tout au long de sa vie, affectant ses futures relations et, par extension, son bien-être mental.

L'impact de l'amour sur la santé ne s'arrête pas à l'enfance. À l'âge adulte, la nature et la qualité des relations peuvent déterminer des aspects aussi variés que la gestion du stress, la qualité du sommeil ou la prédisposition à certaines affections. Par exemple, une relation aimante et soutenante peut être une bouée de sauvetage face au stress chronique, un facteur majeur de risque pour de nombreuses maladies. L'amour agit comme un tampon, modérant les effets néfastes du stress et favorisant une récupération plus rapide après des événements traumatisants.

De même, des études ont montré que les personnes engagées dans des relations épanouissantes ont tendance à adopter de meilleurs comportements de santé. Qu'il s'agisse de suivre un régime alimentaire sain, de s'engager dans une activité physique régulière ou d'éviter des comportements risqués comme le tabagisme ou la consommation excessive d'alcool, l'amour peut agir comme un catalyseur positif.

Cependant, il convient de noter que tout n'est pas rose. Les relations tumultueuses ou toxiques peuvent avoir l'effet inverse, exerçant une pression considérable sur la santé mentale et physique. Les disputes constantes, les trahisons ou l'instabilité émotionnelle peuvent entraîner des troubles de l'anxiété, de la dépression et même des problèmes cardiaques.

En outre, notre perception de l'amour et de la relation peut influencer la manière dont nous prenons soin de nous-mêmes. Une estime de soi faible, souvent enracinée dans des expériences relationnelles négatives, peut conduire à négliger sa propre santé. Inversement, se sentir aimé et valorisé peut être le stimulant nécessaire pour adopter des habitudes plus saines.

Alors, comment naviguer dans cet océan complexe d'émotions, de relations et de bien-être? La clé pourrait résider dans la conscience de soi. Comprendre comment nos relations influencent notre santé et vice versa peut nous équiper des outils nécessaires pour forger des liens plus sains et renforcer notre bien-être global. En fin de compte, la santé et l'amour sont comme deux faces d'une même médaille, chacune reflétant et influençant l'autre dans un équilibre délicat mais essentiel.

Amour & Prospérité : La Danse Subtile de l'Abondance et des Relations

L'amour et la prospérité, deux concepts qui, à première vue, peuvent sembler éloignés l'un de l'autre, entretiennent pourtant une relation interdépendante qui façonne profondément nos vies. Tandis que l'amour touche à l'intime, aux sentiments, aux connexions émotionnelles, la prospérité se réfère à l'abondance, tant sur le plan matériel que spirituel. Comment ces deux univers s'entrecroisent-ils, et quel est l'impact de cette intersection sur nos vies et nos relations?

La Prospérité Comme Facteur de Sécurité

L'être humain, dans sa quête de sécurité et de bien-être, a toujours associé la prospérité à une certaine tranquillité d'esprit. Lorsque nous jouissons d'une sécurité financière, nous sommes souvent moins préoccupés par les aléas du quotidien, ce qui nous permet de consacrer davantage de temps et d'énergie à nos relations. Dans un tel contexte, l'amour peut fleurir sans être éclipsé par des préoccupations matérielles constantes.

Inversement, le manque de prospérité peut créer un stress qui affecte directement nos relations. Les tensions financières sont souvent citées comme l'une des principales causes de disputes au sein des couples. L'insécurité financière peut entraîner des sentiments d'anxiété, d'infériorité ou de ressentiment, qui peuvent, à leur tour, empoisonner une relation.

L'Abondance Matérielle Versus Abondance Émotionnelle

Cependant, il serait simpliste de dire que la prospérité matérielle est directement proportionnelle à la qualité de nos relations amoureuses. Il est possible d'être matériellement prospère et émotionnellement appauvri. Certains peuvent se cacher derrière leur richesse matérielle pour masquer un vide émotionnel ou utiliser leurs biens pour manipuler et contrôler leurs partenaires. Dans de telles situations, la prospérité devient un voile qui masque des insécurités profondes ou des blessures non résolues.

Il est également crucial de noter que l'amour véritable transcende souvent les barrières matérielles. Il existe d'innombrables histoires de couples qui, malgré des épreuves financières, ont renforcé leurs liens et trouvé de la joie dans les petites choses de la vie. Dans ces situations, l'absence d'abondance matérielle est compensée par une abondance émotionnelle, une profondeur de connexion qui ne peut être quantifiée en termes monétaires.

La Prospérité Comme Reflet de nos Valeurs

Comment nous percevons et poursuivons la prospérité est également révélateur de nos valeurs profondes, qui jouent un rôle essentiel dans nos relations. Si une personne valorise la richesse matérielle au détriment de tout le reste, cela peut créer un déséquilibre dans ses relations. À l'inverse, quelqu'un qui voit la prospérité sous l'angle de la croissance personnelle, de l'épanouissement ou du bien-être collectif peut aborder ses relations d'une manière plus holistique.

Le Danger de l'Équation Amour-Prospérité

Il est essentiel de reconnaître le danger potentiel d'équivaloir l'amour à la prospérité. Les relations basées uniquement sur l'attraction matérielle ou le statut sont souvent éphémères et superficielles. En outre, définir la valeur d'un individu uniquement par sa richesse ou son succès peut entraîner des relations déséquilibrées, où l'amour est conditionnel et transactionnel.

Vers une Prospérité Authentique dans l'Amour

Pour que l'amour et la prospérité co-existent harmonieusement, il est essentiel de comprendre que la véritable abondance ne se mesure pas uniquement en possessions ou en solde bancaire. Elle réside également dans la capacité à établir des liens sincères, à exprimer et recevoir de l'affection et à croître ensemble. Une relation équilibrée reconnaît la valeur de la prospérité matérielle tout en la mettant en perspective avec les richesses intangibles de l'amour, de la confiance et de la connexion.

C'est pourquoi, l'intersection de l'amour et de la prospérité est un paysage complexe, façonné par nos expériences, nos croyances et nos désirs. En abordant cette interaction avec conscience et intégrité, nous pouvons forger des relations qui reflètent une prospérité authentique, à la fois tangible et émotionnelle.

Lorsqu'on explore les intrications entre l'amour et la prospérité, on pénètre dans un labyrinthe de complexités socio-économiques et émotionnelles. Historiquement, la prospérité, mesurée en termes de biens matériels et de richesses, a souvent été considérée comme un indicateur de succès. Cette perception, enracinée dans nos structures sociétales, a inévitablement teinté la façon dont nous abordons et valorisons nos relations personnelles.

Au cœur de nos sociétés capitalistes, où la valeur est souvent évaluée en termes de biens tangibles et d'accumulation de richesses, il est courant d'associer la prospérité à la capacité d'offrir sécurité et confort. Cette équation, bien que simpliste, a conduit à une certaine transactionnalité dans les relations. L'attrait d'une situation financière stable peut, dans certains cas, l'emporter sur des facteurs plus intangibles comme la compatibilité émotionnelle ou la passion. Cela engendre une dynamique où l'amour peut être vu, non pas comme une union de deux âmes, mais comme un partenariat stratégique.

De plus, vivre à une époque de consommation rapide et de gratification instantanée a renforcé cette transactionnalité. Dans un monde où tout semble être à vendre, les relations, pour certains, peuvent devenir une autre forme de transaction. Mais, tout comme l'économie ne se résume pas à la simple accumulation de biens, l'amour ne peut être réduit à un échange de ressources.

L'inégalité de la prospérité dans une relation peut aussi créer des déséquilibres de pouvoir, où un partenaire peut se sentir soit en position d'infériorité, soit de supériorité, en fonction de sa situation économique. Ces déséquilibres peuvent causer des tensions, car ils influent sur la dynamique de la relation, notamment en ce qui concerne la prise de décision et l'autonomie.

Cependant, un courant de pensée post-matérialiste émerge, remettant en question ces notions traditionnelles de prospérité et d'amour. Pour beaucoup, la prospérité ne se limite plus aux possessions matérielles, mais englobe aussi le bien-être émotionnel, la croissance personnelle et les relations authentiques. Dans cette optique, l'amour n'est pas évalué par ce que l'on possède, mais par la profondeur de connexion, de compréhension et d'acceptation mutuelle.

La psychothérapie, avec ses outils introspectifs, nous invite à dépasser ces conditionnements sociétaux et à chercher un amour basé sur la connexion émotionnelle plutôt que sur les possessions. De plus, en comprenant les nuances économiques et sociologiques de la prospérité, on peut mieux naviguer dans les eaux parfois troubles de l'amour moderne.

La véritable question, alors, devient: comment pouvons-nous reconstruire notre définition de la prospérité pour qu'elle englobe non seulement la sécurité matérielle mais aussi le bien-être émotionnel et relationnel? Et, à mesure que nous redéfinissons cette prospérité, comment cela influence-t-il notre quête d'amour véritable et inconditionnel?

Dans cette exploration, nous réalisons que, si la prospérité et l'amour sont intrinsèquement liés, ils ne sont pas incompatibles. Au contraire, avec la bonne perspective, ils peuvent se renforcer mutuellement, conduisant à une vie de richesse, non seulement matérielle, mais surtout émotionnelle.

Prospérité & Santé : Comment la sécurité financière et matérielle peut influencer notre état de santé

Lorsque nous abordons la relation entre la prospérité et la santé, nous explorons un champ d'interaction où l'économie rencontre la biologie, où les finances personnelles croisent le bien-être émotionnel et physique. Il est indéniable que la sécurité financière et matérielle a un impact profond sur notre santé. Mais comment cette relation se manifeste-t-elle réellement, et quelles sont les implications sous-jacentes pour notre bien-être global ?

La sécurité financière, pour beaucoup, est synonyme de paix d'esprit. Dans une société où la survie dépend souvent de notre capacité à générer des revenus, l'insécurité financière peut être source d'anxiété constante. Cette anxiété, lorsqu'elle est prolongée, déclenche une cascade de réactions physiologiques. Les niveaux élevés de cortisol, l'hormone du stress, peuvent entraîner une multitude de problèmes de santé, de l'hypertension à la dépression, en passant par les troubles du sommeil.

Au-delà des stress biologiques, l'insécurité financière limite souvent l'accès aux soins de santé de qualité. Les individus peuvent éviter les consultations médicales régulières, faute de moyens, ou renoncer à des traitements nécessaires. L'absence de prospérité peut également restreindre l'accès à une nutrition adéquate, conduisant à des problèmes de santé liés à la malnutrition ou à une alimentation déséquilibrée.

D'autre part, la prospérité matérielle peut également avoir ses propres pièges. La surabondance peut conduire à des modes de vie sédentaires, à la surconsommation et à l'excès, qui ont leurs propres implications pour la santé. De plus, dans une société qui valorise l'accumulation et la consommation, la richesse peut parfois mener à l'isolement, car les individus cherchent à protéger ce qu'ils ont acquis. L'isolement social, à son tour, a été associé à une variété de problèmes de santé, de la dépression à une mortalité accrue.

La psychothérapie, combinée à une compréhension sociologique et économique, nous offre un cadre pour déchiffrer cette interaction complexe. Elle nous rappelle que, bien que la sécurité financière et matérielle soit un levier important pour le bien-être, elle n'est pas le seul facteur. Le bien-être émotionnel, le soutien social et l'accès à des soins de santé de qualité sont également cruciaux.

De plus, la véritable prospérité, comme nous l'avons exploré précédemment, ne se limite pas à l'accumulation de biens matériels. Elle englobe également un sentiment d'accomplissement, de satisfaction et de connexion aux autres. Dans cette optique, la prospérité et la santé sont intrinsèquement liées, non pas parce que l'une procure l'autre, mais parce qu'elles sont toutes deux le reflet d'une vie équilibrée et harmonieuse.

Cela dit, notre quête de prospérité ne devrait pas se faire au détriment de notre santé, ni notre poursuite de la santé au détriment de la prospérité. Ces deux aspirations, lorsqu'elles sont envisagées de manière holistique et intégrée, peuvent se renforcer mutuellement, conduisant à une vie riche non seulement en biens matériels, mais aussi en bien-être, en joie et en satisfaction. La clé réside dans la reconnaissance que la santé et la prospérité sont deux facettes d'une même médaille, chacune influençant et étant influencée par l'autre dans un équilibre délicat et dynamique.

À mesure que nous approfondissons notre exploration de la prospérité et de la santé, il est essentiel de reconnaître que ces deux éléments ne sont pas simplement liés de manière linéaire. Au lieu de cela, ils s'entrelacent de manière complexe, créant un réseau de forces qui façonne notre expérience quotidienne.

Prenons un moment pour considérer l'influence de la prospérité sur notre environnement de vie. Les individus financièrement aisés ont souvent accès à des quartiers avec des espaces verts, des installations sportives, une meilleure qualité de l'air et une faible criminalité. Ces éléments, à leur tour, offrent une foule d'avantages pour la santé, du bien-être mental à la réduction des maladies cardiovasculaires. Les espaces verts, par exemple, sont associés à une diminution du stress, une meilleure qualité du sommeil et une augmentation de l'activité physique.

Inversement, vivre dans la précarité financière peut entraîner des défis comme la résidence dans des zones à forte pollution ou avec un accès limité aux aliments frais et nutritifs. Ces zones, souvent appelées "déserts alimentaires", peuvent conduire à une dépendance à l'égard des aliments transformés, ce qui augmente le risque de maladies comme le diabète ou l'obésité.

Cependant, se concentrer uniquement sur les effets matériels de la prospérité serait réducteur. La sécurité financière confère également une forme d'empowerment. L'autonomie de prendre des décisions concernant notre propre corps, de poursuivre des activités qui nourrissent notre âme, ou simplement de s'accorder du temps pour la relaxation et la méditation, est en grande partie influencée par notre niveau de prospérité.

Mais avec la prospérité vient aussi une responsabilité. Dans un monde interconnecté, les décisions économiques que nous prenons peuvent avoir des répercussions sur la santé et le bien-être d'autrui. Par exemple, la surconsommation dans une partie du monde peut entraîner l'épuisement des ressources dans une autre, affectant la santé et la subsistance des communautés. Ainsi, l'éthique de la prospérité doit également être prise en compte.

Il est aussi essentiel de noter que, bien que la prospérité puisse améliorer la santé, elle ne garantit pas une vie sans maladie ou stress. Des individus prospères peuvent également souffrir de troubles mentaux, de dépendances ou de maladies chroniques. Dans ces cas, la prospérité peut offrir les moyens de chercher des soins de qualité, mais elle ne remplace pas le besoin d'une prise en charge holistique, intégrant le corps, l'esprit et l'âme.

En conclusion, la relation entre la prospérité et la santé est dynamique, multifactorielle et profondément enracinée dans le tissu socio-économique de notre existence. Pour vraiment prospérer et jouir d'une bonne santé, il ne suffit pas d'accumuler des richesses ou de suivre aveuglément les conseils de santé à la mode. Il s'agit de comprendre et de respecter les nuances de cette interaction, d'adopter une perspective holistique et de chercher un équilibre qui nourrit à la fois notre bien-être matériel et notre essence intérieure.

Chapitre 3

La Triade en Équilibre

"La vie est une question d'équilibre, et le monde tourne sur l'histoire de ce qui était, de ce qui est, et de ce qui aura été." - Jodi Picoult

Découvrez comment la santé, l'amour et la prospérité peuvent se nourrir mutuellement pour créer un équilibre dynamique.

Il est courant de considérer la santé, l'amour et la prospérité comme des entités séparées, des domaines distincts qui fonctionnent indépendamment les uns des autres. Mais la réalité est bien différente. Ces trois piliers ne sont pas seulement interdépendants; ils sont profondément intégrés et peuvent, lorsqu'ils sont en équilibre, créer une synergie qui transcende la somme de leurs parties. Approfondissons cet équilibre dynamique pour découvrir comment il peut résonner dans nos vies.

La première étape pour comprendre cet équilibre est de reconnaître que chacun de ces éléments - santé, amour, prospérité - n'est pas un état fixe, mais un processus en constante évolution. Comme la mer avec ses marées, ils connaissent des hauts et des bas, influencés par des facteurs externes et internes.

L'élan du bien-être

La santé est, bien sûr, fondamentale. Elle forme la base à partir de laquelle tout le reste peut se développer. Quand nous sommes en bonne santé, physiquement et mentalement, nous sommes plus enclins à rechercher et à cultiver l'amour dans nos vies. Cette énergie vitale nous pousse à connecter, à établir des relations profondes et significatives. En retour, ces connexions renforcent notre bien-être, offrant un soutien émotionnel et souvent physique. Par ailleurs, avec une santé robuste, nous sommes plus capables de poursuivre nos ambitions, ce qui peut conduire à la prospérité.

L'effet multiplicateur de l'amour

L'amour joue un rôle central dans cet équilibre. Il agit comme un catalyseur, amplifiant les effets positifs de la santé et de la prospérité. En étant aimé, respecté et valorisé, nous augmentons notre estime de nous, ce qui peut nous motiver à prendre de meilleures décisions concernant notre santé et notre bien-être. De plus, dans une relation saine, qu'elle soit amicale, familiale ou romantique, nous bénéficions souvent de conseils, d'encouragements et de soutiens pour atteindre nos aspirations, ouvrant ainsi la voie à la prospérité.

En outre, l'amour offre une sécurité émotionnelle qui peut influencer positivement notre prise de risque économique. Une base solide d'affection et de soutien peut nous inciter à poursuivre des opportunités que nous pourrions éviter si nous étions seuls.

Prospérité : la fondation et la conséquence

La prospérité est souvent vue comme un résultat, un indicateur de succès. Pourtant, elle peut aussi être le terreau sur lequel les autres piliers s'épanouissent. Avec une certaine prospérité, nous avons accès à de meilleurs soins de santé, à une nourriture de qualité, à des activités qui enrichissent l'esprit et le corps. De même, elle peut nous permettre d'investir du temps et des ressources dans des relations, des voyages, des expériences éducatives ou des activités qui renforcent l'amour et la connexion.

Inversement, la prospérité peut aussi découler d'une vie équilibrée en amour et en santé. En étant en bonne santé, nous sommes plus productifs, plus créatifs, et nous pouvons apporter une plus grande valeur au monde, ce qui peut conduire à une récompense économique. De même, les réseaux d'amour et de soutien peuvent ouvrir des portes à des opportunités professionnelles et des collaborations bénéfiques.

Naviguer vers l'équilibre

La clé pour naviguer dans cet équilibre réside dans la conscience. Il est crucial de reconnaître quand l'un de ces piliers est en déséquilibre et d'agir en conséquence. Si la prospérité prend le pas sur la santé ou l'amour, il est temps de revoir ses priorités. Si l'amour est absent, malgré une bonne santé et une prospérité, il peut être judicieux de se pencher sur ses relations.

En somme, la recherche de cet équilibre dynamique n'est pas un voyage avec une destination finale, mais plutôt une danse, un mouvement perpétuel d'ajustements, de compréhension et de croissance. Et dans cette danse, la santé, l'amour et la prospérité peuvent se nourrir mutuellement, créant une vie harmonieuse, pleine de sens et de joie.

La dynamique de l'interaction

Pour comprendre pleinement la danse entre la santé, l'amour et la prospérité, nous devons nous plonger dans la dynamique de leur interaction. Il est fascinant de constater que lorsque l'un de ces piliers faiblit, les autres peuvent, soit s'affaiblir à leur tour, soit être stimulés pour compenser la défaillance.

Prenons l'exemple d'une personne qui traverse une période difficile sur le plan financier. La pression de la prospérité manquante peut causer du stress, ce qui affecte directement la santé mentale et physique. Dans le même temps, cette même pression peut soit isoler cette personne de ses proches, soit au contraire, rapprocher cette personne de sa communauté, la famille ou les amis offrant un soutien dans ces moments difficiles. Les réactions sont diverses et sont influencées par de nombreux facteurs externes et internes, y compris la résilience individuelle, les valeurs, et l'environnement social.

Résonance et dissonance

Tout comme un instrument de musique, nos vies ont des moments de résonance où tout semble harmonieux, et des moments de dissonance où les notes semblent discordantes. Dans cette métaphore, chaque pilier (santé, amour, prospérité) peut être vu comme une corde de cet instrument. Lorsque l'une d'elles est désaccordée, il est probable que la mélodie globale sera affectée.

En période de résonance, la santé florissante peut renforcer les liens amoureux, et ces liens peuvent, à leur tour, stimuler des opportunités de prospérité. Dans de tels moments, il est essentiel de reconnaître et d'apprécier cette harmonie, de la célébrer, tout en étant conscient que la vie est un flux constant.

L'art de l'ajustement

La vie n'est pas une ligne droite, et ce flux constant entre les trois piliers exige de nous l'art de l'ajustement. C'est une compétence qui s'acquiert avec le temps, la sagesse et la conscience de soi. Parfois, cela pourrait signifier prendre un pas en arrière professionnellement pour favoriser la santé ou nourrir une relation. D'autres fois, cela pourrait impliquer de sacrifier du temps personnel pour poursuivre une opportunité qui améliorera la prospérité future.

Il est crucial de noter que ces décisions ne sont ni bonnes ni mauvaises en soi. Ce qui compte, c'est la façon dont elles s'alignent avec nos valeurs fondamentales et nos aspirations à long terme.

Intégration pour un futur équilibré

En tant qu'êtres humains, nous possédons un potentiel incroyable pour l'intégration. Cela signifie que même si, à certains moments, un pilier semble faible, avec le temps, l'effort et la concentration, nous pouvons le renforcer. En reconnaissant les intersections entre la santé, l'amour et la prospérité, nous pouvons mieux comprendre comment optimiser chacun d'eux pour un équilibre global.

Alors que nous approchons de la fin de ce chapitre, la question centrale reste : Comment, dans la complexité de nos vies modernes, pouvons-nous non seulement maintenir cet équilibre dynamique mais aussi le cultiver? La réponse réside dans la poursuite constante de la connaissance, la réflexion et l'ajustement. Et comme nous le verrons dans les chapitres suivants, cette quête d'équilibre, loin d'être un fardeau, est en réalité une des plus grandes aventures que nous puissions entreprendre.

Chapitre 4

Déséquilibres et Récupérations

"La vie est faite de déséquilibres. L'art consiste à faire de ces déséquilibres un danse."
\- Albert Einstein

Déséquilibres et leurs effets interconnectés

Nous avons tous, à un moment ou à un autre de notre vie, ressenti ce que c'est que d'être déséquilibré. L'effet dominé de ce déséquilibre peut s'infiltrer, non seulement dans le pilier initial en question, mais peut aussi causer des ondulations majeures dans les autres domaines de notre vie. Le déséquilibre n'est pas simplement une rupture isolée; il résonne, il se propage.

Pour commencer, abordons ce sujet avec l'empathie et la compassion nécessaires. Les déséquilibres ne sont pas toujours le résultat de nos actions ou de notre négligence. Parfois, ils sont le produit de circonstances externes, d'évé-nements de la vie ou de simples accidents. Quelle que soit leur origine, la capacité à identi-fier ces déséquilibres et à comprendre leurs ra-mifications interconnectées est cruciale pour na-viguer dans la complexité de la condition hu-maine.

Prenons, par exemple, le pilier de la santé. Un déclin soudain de notre bien-être physique, que ce soit à cause d'une maladie ou d'un acci-dent, peut entraîner une cascade d'effets dans les autres domaines de notre vie. Sur le plan économique, cela peut signifier une incapacité à travailler, des coûts médicaux imprévus, voire un bouleversement de nos plans financiers à long terme. Sur le plan des relations, cela peut mettre à l'épreuve nos liens d'amour, soit en ren-forçant notre connexion avec ceux qui nous sou-tiennent, soit en révélant des fissures dans des relations déjà fragiles. L'isolement peut survenir, la dépression peut s'installer, et la roue du dés-équilibre continue de tourner.

Ou considérons un scénario où la prospé-rité est le pilier qui chancelle en premier. Une perte d'emploi, une récession économique ou une mauvaise décision d'investissement peut mener à une série de conséquences domino. L'insécurité financière, bien connue pour être l'une des principales causes de stress, peut avoir des effets dévastateurs sur la santé mentale et physique. L'hypertension, l'anxiété, la dépression sont quelques-unes des manifestations possibles. Par ailleurs, l'instabilité financière est souvent citée comme une source majeure de tension dans les relations, qu'il s'agisse de disputes sur les dépenses, d'inquiétudes concernant l'avenir, ou de la simple pression du quotidien.

Enfin, quand c'est l'amour qui est en péril, les répercussions peuvent être tout aussi graves, voire plus encore. Une rupture, un divorce ou la perte d'un être cher peuvent créer un chagrin et une détresse émotionnelle si profonds qu'ils affectent notre capacité à fonctionner normalement. La tristesse peut entraîner une perte d'appétit, de sommeil, et dans certains cas, des maladies plus graves. Sur le front économique, les désaccords amoureux ou les ruptures peuvent aussi entraîner des conséquences financières, que ce soit à travers les coûts directs comme les frais de divorce, ou indirects, comme la baisse de la productivité au travail.

Ainsi, dans ce maillage complexe de notre existence, les fils de la santé, de l'amour et de la prospérité sont inextricablement liés. Toute tension sur l'un d'entre eux exerce une pression sur les autres, créant un système d'équilibre précaire. Mais tout n'est pas sombre et désespéré. Bien que les déséquilibres puissent causer du chaos, ils offrent également des opportunités – des chances de réévaluation, de croissance et de transformation. Dans la section suivante, nous explorerons des stratégies pour identifier ces déséquilibres et des méthodes pour rectifier le cap, redonnant à la vie sa symphonie harmonieuse.

Lorsque nous parlons de déséquilibres, il est crucial d'aller au-delà de la simple identification et de comprendre véritablement les intrications profondes et les interactions systémiques qui se déroulent. Pourtant, l'identification n'est que la première étape. Pour véritablement réaligner les piliers de la santé, de l'amour et de la prospérité, il faut une compréhension approfondie, une introspection sincère et une application méthodique des solutions.

L'effet de ricochet

Les conséquences d'un déséquilibre dans un domaine ne sont pas simplement linéaires ; elles sont souvent exponentielles, créant un effet de ricochet à travers les autres domaines. Par exemple, l'anxiété financière ne se limite pas à la vérification constante de son compte bancaire ou à la réduction des dépenses. Elle peut également provoquer des insomnies, ce qui peut à son tour conduire à une diminution des performances professionnelles, renforçant ainsi le cycle d'insécurité financière. De plus, cette anxiété peut conduire à des comportements impulsifs ou défensifs dans les relations, créant des fissures ou des malentendus.

Les micro-effets et leurs macro-consé-quences

Dans la sociologie, il est courant d'étudier comment les petites actions ou décisions d'un individu, lorsqu'elles sont multipliées par de nombreux individus, peuvent avoir des répercussions énormes sur la société. De la même manière, de petits déséquilibres, lorsqu'ils sont négligés, peuvent s'accumuler pour créer des bouleversements majeurs dans notre vie. Un petit acte d'évitement dans une relation peut, à long terme, se transformer en un énorme gouffre d'incompréhension.

Comprendre la nature fluide des piliers

L'économie nous a enseigné que les marchés sont fluides, répondant aux stimuli externes et internes. De la même manière, nos piliers de la santé, de l'amour et de la prospérité sont en constante évolution. Ils ne sont pas statiques, et il est donc essentiel de les surveiller régulièrement, d'ajuster et de recalibrer selon les besoins. Comme un bon investisseur surveille son portefeuille, nous devons surveiller et investir dans ces trois domaines avec diligence.

L'importance de la prévention

Tout bon thérapeute vous dira que la prévention est souvent plus efficace que le traitement. Dans le contexte de nos piliers, cela signifie développer une conscience aiguë et une intuition pour détecter les premiers signes de déséquilibre. Cela pourrait être une tension persistante dans le cou, indiquant un stress croissant, ou une réticence à discuter de finances avec un partenaire, signalant un problème sous-jacent. La détection précoce permet une intervention précoce.

La synergie des piliers

Enfin, il est vital de comprendre que même si chaque pilier a son importance distincte, leur véritable puissance réside dans leur synergie. Comme les poutres d'un toit triangulaire, chacune offre un soutien, une stabilité et une force aux autres. La synergie entre la santé, l'amour et la prospérité crée un effet cumulatif qui est bien plus grand que la somme de leurs parties individuelles.

Sachant que les déséquilibres sont inévitables dans la vie, nous dirons qu'ils ne sont pas insurmontables. Avec une compréhension approfondie, une vigilance constante et une approche proactive, nous pouvons naviguer dans ces eaux tumultueuses avec grâce, résilience et sagesse. Et dans cette navigation, nous découvrons que les déséquilibres sont aussi des opportunités – des occasions de croissance, de transformation et d'approfondissement de notre connexion avec nous-mêmes et avec le monde qui nous entoure.

Stratégies pour identifier et rectifier ces déséquilibres

L'identification et la correction des déséquilibres dans nos vies nécessitent à la fois une conscience aiguisée et une intervention stratégique. Alors que nos vies deviennent de plus en plus complexes, il est crucial d'avoir des outils concrets pour naviguer dans les eaux parfois tumultueuses des défis émotionnels, physiques et financiers. Voici quelques stratégies éprouvées pour guider votre voyage vers un équilibre plus harmonieux.

1. Auto-évaluation régulière:

Dressez périodiquement un bilan personnel. Notez vos sentiments, vos niveaux de stress, votre satisfaction dans vos relations et votre sentiment d'accomplissement économique. Des journaux, des applications de suivi ou même de simples moments de réflexion peuvent être utilisés pour cette auto-évaluation.

2. Établir des indicateurs clés:

Tout comme en économie où il existe des indicateurs clés de performance, identifiez vos propres indicateurs pour la santé, l'amour et la prospérité. Cela pourrait être le nombre d'heures de sommeil, la qualité de vos conversations avec des proches ou votre capacité à épargner chaque mois.

3. Pratique de la pleine conscience:

La méditation et les techniques de pleine conscience sont d'excellents outils pour développer une sensibilité accrue aux déséquilibres internes. Elles vous permettent de reconnaître et d'aborder les problèmes avant qu'ils ne s'aggravent.

4. Thérapie et conseil:

Faire appel à un professionnel peut offrir des perspectives précieuses sur les domaines de votre vie qui nécessitent une attention particulière. Ils peuvent vous fournir des outils et des techniques adaptés à votre situation personnelle.

5. Formation financière:

Une compréhension solide de la finance personnelle peut éliminer beaucoup d'incertitudes et d'anxiétés liées à la prospérité. Songez à suivre des cours, à lire des livres ou à consulter un conseiller financier.

6. Fixer des limites claires:

Qu'il s'agisse de temps passé au travail, d'engagements sociaux ou de dépenses, établissez des limites claires pour garantir que vous donnez suffisamment d'attention à chaque pilier.

7. Développez une routine quotidienne:

Les routines peuvent servir de garde-fous, assurant que chaque aspect essentiel de votre vie reçoit l'attention qu'il mérite. Cela peut inclure des exercices, du temps de qualité avec des êtres chers, et des moments consacrés à la gestion financière.

8. Construire un réseau de soutien:

Entourez-vous de personnes qui comprennent et partagent vos valeurs. Ils peuvent vous aider à identifier quand vous déviez de votre chemin et vous offrir le soutien nécessaire pour vous remettre sur la bonne voie.

9. Planifiez des moments de « déconnexion »:

Dans notre monde hyper-connecté, il est essentiel de prendre du recul. Ces moments peuvent vous aider à voir plus clairement où votre vie pourrait être déséquilibrée.

10. Adoptez une attitude d'apprentissage continu:

Le monde change, et nous aussi. Adopter une mentalité de croissance, où vous êtes toujours prêt à apprendre et à vous adapter, est essentiel pour maintenir un équilibre.

11. Agissez avec intention:

Chaque décision, qu'elle soit grande ou petite, doit être prise avec intention. Cela vous assure que vous êtes toujours aligné avec vos valeurs fondamentales et que vous travaillez activement à préserver votre équilibre.

12. Acceptez l'imperfection:

Reconnaître que l'équilibre parfait est un idéal plutôt qu'une réalité constante peut libérer beaucoup de pression. Il s'agit de viser l'équilibre, mais aussi d'être indulgent et compréhensif envers soi-même lorsque la vie devient un peu chaotique.

La recherche de l'équilibre dans les piliers de la santé, de l'amour et de la prospérité est un voyage, pas une destination. Il nécessite une vigilance constante, une introspection et, surtout, une action délibérée. Mais avec les bonnes stratégies et une détermination inébranlable, cet équilibre peut non seulement être atteint, mais aussi maintenu, conduisant à une vie plus riche, plus satisfaisante et plus épanouissante.

Mais équilibrer les piliers de la santé, de l'amour et de la prospérité est, en effet, une danse délicate. Toutefois, ce n'est pas seulement une question de gestion personnelle, mais aussi une exploration profonde de nos valeurs, de nos désirs et de notre place dans le monde. Cette exploration nécessite du courage. Elle nécessite l'honnêteté de confronter des vérités parfois inconfortables sur nous-mêmes et nos situations. Mais elle offre aussi des récompenses incomparables.

Au fil du temps, avec la mise en œuvre constante de ces stratégies, vous commencerez à remarquer des changements subtils mais profonds. Vous pourriez constater que les décisions financières deviennent moins stressantes parce que vous avez une vision claire de ce que signifie réellement la prospérité pour vous. Vous pourriez réaliser que les relations qui étaient autrefois sources de tension sont maintenant des sources de joie et de soutien, car vous avez appris à y instiller amour et respect mutuel. Votre santé pourrait s'améliorer non seulement physiquement, mais aussi mentalement et émotionnellement.

En fin de compte, l'importance de ces trois piliers ne réside pas dans leur existence isolée, mais dans la manière dont ils se chevauchent, s'entrelacent et se soutiennent mutuellement. Comme les fils d'un tissu, chaque pilier, lorsqu'il est renforcé et équilibré, rend le tissu entier plus robuste.

Alors que nous approchons de la fin de ce chapitre, prenez un moment pour réfléchir à votre propre vie. Où voyez-vous des déséqui-libres ? Quelles stratégies vous semblent les plus pertinentes pour votre situation actuelle ? Et surtout, comment pouvez-vous commencer à appliquer ces insights dès aujourd'hui ?

À mesure que vous avancez, rappelez-vous que chaque effort, aussi petit soit-il, est une étape vers un équilibre plus grand et une vie plus épanouissante. Dans le prochain chapitre, nous explorerons davantage comment nous pouvons non seulement identifier et rectifier les déséquilibres, mais aussi comment nous pouvons prévenir leur apparition en premier lieu. Parce qu'en fin de compte, la prévention est tout aussi puissante, sinon plus, que la guérison.

Chapitre 5

Histoires de Synergie

"Le succès n'est pas la clé du bonheur. Le bonheur est la clé du succès. Si vous aimez ce que vous faites, vous réussirez." - Albert Schweitzer

Études de cas illustrant des individus ou des communautés qui ont réussi à harmoniser ces trois éléments

Chaque individu est un univers unique, une mosaïque complexe d'expériences, de rêves, de défis et de succès. À travers les âges, l'histoire humaine s'est tissée d'innombrables récits, des épopées de héros mythiques aux vies discrètes de ceux qui ne font jamais les gros titres. Chaque histoire porte en elle une sagesse, une leçon, un écho de la quête universelle d'équilibre entre les éléments essentiels de la vie : la santé, l'amour et la prospérité.

Mais qu'est-ce qui rend certaines histoires si puissantes, si évocatrices, qu'elles transcendent les frontières, les générations et les cultures pour résonner au plus profond de chacun de nous? Pourquoi certaines trajectoires nous inspirent-elles à réfléchir, à nous remettre en question et, peut-être, à emprunter une nouvelle voie dans notre propre voyage?

En plongeant dans les récits de ceux qui ont navigué avec succès dans les mers tumultueuses de la vie, nous pouvons découvrir des cartes pour nos propres quêtes. Parfois, ces histoires proviennent d'individus que nous pensons connaître, car leur renommée les a placés sous les feux de la rampe. Mais derrière la gloire, se cachent souvent des batailles intérieures, des dilemmes moraux, des choix courageux et des moments de doute profond.

À mesure que vous vous immergez dans ces histoires, je vous invite à vous poser une question essentielle : "Où suis-je dans mon propre voyage vers l'équilibre?" Peut-être découvrirez-vous que, malgré les apparentes divergences entre votre histoire et celle des figures que nous explorerons, il existe des fils communs, des thèmes universels qui vous rappellent vos propres défis, rêves et aspirations.

Alors, prenez un instant pour respirer profondément, pour vous connecter à votre propre cœur et à votre esprit, et préparez-vous à plonger dans des récits qui, je l'espère, éclaireront votre propre chemin vers un équilibre harmonieux entre santé, amour et prospérité. Qui sait ? Peut-être qu'à travers ces récits, vous découvrirez une facette de vous-même encore inexplorée.

Amara : La Renaissance à Travers la Communauté et l'Amour

Dans le coeur de l'Inde, nichée entre les collines verdoyantes et les champs dorés, se trouve une petite ville où est née Amara. Dotée d'une énergie contagieuse et d'un sourire qui illuminait les rues animées de son quartier, elle était le rayon de soleil de sa famille. Elle avait tout pour elle, une famille aimante, une carrière prometteuse en tant qu'enseignante et une santé florissante. Sa vie était celle que beaucoup auraient enviée.

Mais, comme c'est souvent le cas, le destin a ses propres plans. Un soir d'été, alors que les étoiles brillaient haut dans le ciel, une série d'événements tragiques bouleversa l'existence d'Amara. Elle perdit subitement plusieurs membres de sa famille dans un accident. Cette perte inattendue, accompagnée d'autres défis personnels, l'a plongée dans une dépression profonde. Les jours joyeux de rire et de bonheur étaient maintenant remplacés par des moments de chagrin et d'isolement. Elle se replia sur elle-même, négligeant sa propre santé et perdant l'éclat qui faisait autrefois sa signature.

Ce fut lors d'une de ses rares sorties que la vie d'Amara prit un nouveau tournant. Elle rencontra une femme nommée Kavita, qui l'a introduite à un groupe de soutien communautaire. Dans ce sanctuaire, elle découvrit une perspective différente sur la santé. Il ne s'agissait pas seulement de l'absence de maladie, mais d'une harmonie entre l'esprit, le corps et l'âme. Les membres de ce groupe se sont entraidés, partageant leurs expériences, leurs douleurs et leurs espoirs. L'amour et la solidarité qu'Amara a ressentis dans ce groupe l'ont enveloppée comme une couverture chaude, commençant à guérir les blessures de son âme.

Avec le temps, soutenue par cette communauté, Amara a retrouvé sa force intérieure. Elle s'est immergée dans diverses pratiques holistiques, de la méditation à la nutrition consciente. La combinaison de ces outils, associée à l'amour inconditionnel de la communauté, l'a transformée. Non seulement elle a retrouvé sa santé mentale et physique, mais elle a également été inspirée à donner en retour.

Utilisant ses économies et avec l'aide du groupe, Amara a lancé un petit centre de bien-être au cœur de sa ville natale. Ce n'était pas seulement un espace pour pratiquer le yoga ou la méditation, mais un lieu où les gens pouvaient se retrouver, partager leurs histoires et guérir ensemble. Le centre est devenu une source de revenus pour Amara, lui permettant de subvenir à ses besoins tout en aidant les autres. Mais plus que cela, il est devenu un phare d'espoir pour la communauté. De nombreuses personnes, touchées par le voyage d'Amara, ont été inspirées à rechercher leur propre bien-être holistique.

La trajectoire d'Amara, de la douleur à la guérison, de la solitude à la communauté, est un témoignage de la puissance de l'amour et du soutien. Son histoire nous rappelle que même dans les moments les plus sombres, avec la bonne guidance et l'entourage, nous pouvons non seulement retrouver notre équilibre, mais aussi devenir une source d'inspiration et d'espoir pour les autres.

Jean-Pierre : La Quête de l'Essence au-delà des Echos du Matérialisme

Dans le bouillonnement culturel et économique de Paris, Jean-Pierre était un symbole de réussite. Sa silhouette élancée se démarquait souvent parmi les gratte-ciels, tout comme son empire s'étalait sur le paysage entrepreneurial de la France. Des affaires florissantes, des voitures de luxe, des soirées mondaines... le monde lui avait déroulé le tapis rouge, et il marchait avec l'assurance de quelqu'un qui avait maîtrisé le jeu de la prospérité.

Mais au-delà des paillettes et du glamour, il y avait une réalité moins éclatante. La course effrénée vers la réussite avait creusé un fossé immense entre Jean-Pierre et ceux qui comptaient le plus pour lui : sa famille, ses amis de longue date. Les dîners familiaux étaient devenus rares, les conversations profondes étaient remplacées par des appels rapides et, avec le temps, l'homme d'affaires brillant s'était isolé dans sa propre tour d'ivoire.

La prise de conscience de cette solitude est venue de manière inattendue. Un soir, après une transaction majeure, alors que Paris célébrait ses succès avec des lumières éclatantes, Jean-Pierre se tenait à son balcon, contemplant la Seine qui scintillait. Dans ce moment de tranquillité, une question lui traversa l'esprit : "Est-ce tout ce qu'il y a ?"

Ce fut le début d'un voyage d'auto-découverte. Jean-Pierre a commencé à s'interroger sur le véritable sens de la prospérité. Il réalisa que la richesse ne résidait pas dans les chiffres d'un compte bancaire, mais dans les relations humaines, dans les rires partagés, dans les moments de connexion authentique.

Avec cette prise de conscience, il a réorienté son empire. Au lieu de se concentrer uniquement sur les bénéfices, Jean-Pierre a investi dans des entreprises sociales. Il a créé des opportunités pour ceux qui étaient moins fortunés, générant des emplois dans les quartiers défavorisés, soutenant l'éducation des enfants et finançant des causes qui lui tenaient à cœur. Ce pivot n'était pas seulement une stratégie d'affaires, c'était un voyage vers l'amour véritable.

Les années qui suivirent virent une transformation spectaculaire. L'homme d'affaires distant et inatteignable est devenu un mentor, un bienfaiteur, un ami pour de nombreux Parisiens. Les soirées mondaines ont été remplacées par des dîners familiaux chaleureux, des sorties avec des amis et des voyages philanthropiques.

La dernière étape de sa métamorphose s'est manifestée de manière poignante lorsqu'il a rencontré Léa, une bénévole dévouée d'une de ses initiatives caritatives. Leur connexion était palpable et profonde, et ensemble, ils ont continué à répandre l'amour et la prospérité, non pas comme deux concepts distincts, mais comme un seul écho harmonieux.

L'histoire de Jean-Pierre sert de rappel puissant. Elle nous montre que la prospérité, lorsqu'elle est guidée par l'amour et l'empathie, peut être le plus grand vecteur de changement, non seulement pour soi, mais pour le monde entier.

Solara : L'Harmonie au Cœur de la Montagne

Les montagnes du Costa Rica, avec leur richesse en biodiversité, leur climat équilibré et leur beauté saisissante, sont le berceau d'un joyau méconnu du monde : la communauté de Solara. Loin de la vie trépidante des villes, sur ces hauteurs paisibles, s'épanouit une expérience humaine unique.

En arrivant à Solara, le visiteur est accueilli par une mosaïque d'habitats durables, tous harmonieusement intégrés à la forêt environnante. Mais ce qui rend cette communauté si particulière ne réside pas uniquement dans son architecture ou son paysage; c'est l'esprit qui l'anime. C'est un lieu où chaque jour, chaque instant, est une célébration de l'existence dans sa forme la plus pure et la plus authentique.

La santé à Solara n'est pas une simple préoccupation; c'est un art de vivre. Les champs et les potagers regorgent de fruits et légumes colorés, cultivés sans produits chimiques, fournissant une nourriture fraîche et nutritive à tous. L'eau provient des sources de montagne, aussi pure que la rosée du matin. Les membres de la communauté pratiquent le yoga, la méditation et d'autres formes de soins du corps et de l'esprit, tissant un lien indissoluble entre bien-être physique et épanouissement intérieur.

Mais une telle santé serait incomplète sans les liens profonds qui unissent les habitants de Solara. L'amour y est manifesté dans chaque geste, chaque parole. Les cercles de partage sont des moments sacrés où chacun s'ouvre, écoute et se sent écouté. Les conflits, inévitables dans toute communauté humaine, sont abordés avec empathie, respect et une volonté sincère de comprendre et de guérir. À Solara, la solidarité n'est pas un vain mot; elle est vécue au quotidien.

La prospérité, quant à elle, prend une dimension tout à fait différente. Elle ne se mesure pas à la taille des comptes bancaires ou à la possession de biens matériels. À Solara, être prospère signifie vivre en harmonie avec la nature, partager généreusement avec les autres et s'épanouir en tant qu'individu et en tant que collectif. C'est une vision de la prospérité où l'abondance est vue comme le bien-être partagé, où le succès est mesuré par la joie, la paix et la réalisation de chaque membre.

La communauté de Solara est une ode à l'équilibre, une symphonie d'interdépendance et de respect mutuel. Elle nous montre qu'il est possible de vivre autrement, en harmonie avec la Terre et entre nous. Solara n'est pas seulement un lieu; c'est une inspiration, un phare pour tous ceux qui cherchent une vie plus équilibrée, plus authentique, plus aimante.

Oprah Winfrey : L'odyssée d'une Quête d'Équilibre

Oprah Winfrey, l'une des figures les plus influentes et emblématiques du 21ème siècle, est l'incarnation vivante de la symbiose entre santé, amour et prospérité. Sa trajectoire, riche d'obstacles surmontés et de leçons apprises, est une source d'inspiration pour des millions à travers le monde.

Née en 1954 dans une ruralité profonde du Mississippi, dans une pauvreté criante, la petite Oprah eut une enfance tumultueuse, marquée par des abus et des traumatismes. Orpheline de père, elle vécut avec sa mère et sa grand-mère, dans des conditions précaires. Ces débuts difficiles auraient pu l'enterrer sous le poids de la fatalité. Mais même en ces temps obscurs, une flamme intérieure brûlait en elle.

Santé : La Métamorphose par l'Éducation

Malgré ses difficultés initiales, la petite Oprah a montré un appétit insatiable pour la connaissance. Elle a trouvé refuge dans les livres, et cette passion pour la lecture a été la première étape vers sa propre guérison mentale. En dépit de ses débuts instables, elle obtint une bourse pour l'Université de Tennessee grâce à son excellence en élocution et sa passion pour les arts. L'éducation a non seulement élevé son esprit, mais elle lui a également offert une échappatoire à sa réalité douloureuse.

Amour : La Connexion Humaine

Entrant dans le monde des médias, Oprah a rapidement gravi les échelons, passant de la radio à la télévision. Son approche authentique et empathique en a fait une animatrice adorée. Mais au-delà de sa carrière, ce fut son aptitude à établir des connexions profondes et authentiques qui l'a aidée à guérir de ses propres blessures. Elle a ouvertement partagé ses luttes personnelles, créant un espace de vulnérabilité où d'autres pouvaient également trouver du réconfort. L'amour du public, mais aussi l'amour qu'elle s'est découvert en chemin, a consolidé sa résilience.

Prospérité : Redéfinir la Réussite

La reconnaissance d'Oprah en tant qu'animatrice de talk-show n'était que le début. Elle a construit un empire médiatique, avec sa propre chaîne, des films, des magazines, et plus encore. Mais plutôt que de se contenter de cette prospérité, Oprah l'a réinvestie pour créer de la valeur pour d'autres. Elle a établi l'Académie Oprah Winfrey pour les Filles en Afrique du Sud, fournissant une éducation de qualité à des filles issues de milieux défavorisés.

Mais ce n'était pas seulement un acte de charité. C'était un investissement dans l'avenir, ancré dans une croyance profonde que l'éducation peut briser les chaînes de la pauvreté. Sa propre histoire en était la preuve vivante.

L'histoire d'Oprah Winfrey montre que l'équilibre entre santé, amour et prospérité est un voyage, pas une destination. Elle a transformé chaque épreuve en opportunité, chaque douleur en leçon. Son récit nous rappelle que peu importe d'où nous venons, avec résilience, amour et une vision claire, nous pouvons redéfinir notre propre histoire et, à notre tour, inspirer d'autres à faire de même.

Ces histoires, et bien d'autres, montrent que l'équilibre entre santé, amour et prospérité est non seulement possible, mais profondément enrichissant. Elles démontrent que la poursuite de l'équilibre ne se limite pas à l'individu, mais a le pouvoir de transformer des communautés entières. En écoutant ces récits, nous sommes invités à réfléchir sur nos propres histoires, à repenser nos priorités et à envisager un avenir où ces trois piliers peuvent s'épanouir ensemble en harmonie.

Chapitre 6

Outils pour Cultiver la Synergie

"Nous sommes ce que nous faisons de manière répétée. L'excellence n'est donc pas une action mais une habitude." - Aristote

La synergie est l'art d'harmoniser divers éléments pour créer une force supérieure à la simple somme de leurs parties. Dans le contexte de notre vie, cultiver une synergie entre la santé, l'amour et la prospérité peut sembler être un défi insurmontable. Pourtant, avec les bons outils et une approche réfléchie, nous pouvons tous accéder à cet équilibre précieux qui donne un sens profond à notre existence.

Ce chapitre vise à vous équiper des outils et des stratégies pour non seulement reconnaître où vous vous situez actuellement dans chacun de ces piliers, mais aussi pour tracer une voie vers un alignement optimal entre eux. Au lieu de voir ces piliers comme des éléments séparés, nous chercherons à les interconnecter, à révéler leur interdépendance et à maximiser leur potentiel combiné dans votre vie.

Exercices de Réflexion : Aider les lecteurs à évaluer où ils se situent dans chaque pilier

La première étape vers l'atteinte d'un équilibre synergique réside dans la prise de conscience de votre situation actuelle. Sans cette compréhension, il est difficile d'élaborer un plan d'action cohérent. Les exercices suivants sont conçus pour vous offrir une clarté précieuse sur votre positionnement actuel et pour vous aider à définir vos aspirations.

- **Journal de Gratitude** :
  Prenez quelques minutes chaque jour pour noter trois choses pour lesquelles vous êtes reconnaissant dans les domaines de la santé, de l'amour et de la prospérité. Non seulement cela renforce votre positivité, mais cela vous donne aussi une perspective sur les zones de votre vie où vous vous sentez le plus comblé.

- **Cartographie des Piliers** :
  Dessinez trois cercles se chevauchant sur une feuille de papier, représentant respectivement la santé, l'amour et la pros-

périté. Réfléchissez à votre vie actuelle et placez une marque dans chaque cercle, plus proche du centre signifiant une satisfaction plus élevée. Où les cercles se chevauchent, quelle est la force de cette intersection?

- **Liste des Aspirations** : Pour chaque pilier, rédigez une liste de cinq choses que vous aimeriez améliorer ou atteindre. Cela peut inclure des objectifs de santé, des aspirations relationnelles ou des objectifs financiers. Révisez cette liste régulièrement, en ajustant ou en ajoutant des éléments au fur et à mesure de votre progression.

- **Exercice du Miroir** : Face à un miroir, posez-vous les questions suivantes : "Suis-je en bonne santé, tant physiquement que mentalement? Est-ce que je ressens de l'amour et de la connexion dans ma vie? Suis-je satisfait de ma situation financière et de ma carrière?" Écoutez vos réponses intérieures et notez vos réflexions.

- **Méditation Guidée** : Réservez un moment de tranquillité. Asseyez-vous confortablement, fermez les yeux et concentrez-vous sur votre respiration. Imaginez une balance représentant les trois piliers. Voyez comment elle oscille, puis essayez d'apporter un équilibre entre les trois, en sentant la synergie qui se crée.

Ces exercices sont des invitations à la découverte de soi. Chacun d'eux vous offre une perspective différente, mais ensemble, ils vous fourniront une vue d'ensemble claire de votre position actuelle. L'objectif n'est pas de se juger, mais plutôt de comprendre, d'accepter et, finalement, de croître. Prenez votre temps, soyez honnête avec vous-même, et souvenez-vous que chaque étape, aussi petite soit-elle, vous rapproche de l'harmonie synergique que vous recherchez.

Continuant sur cette lancée, les exercices de réflexion vous offrent un terrain fertile pour entamer une introspection plus approfondie. Cependant, comprendre où vous vous situez n'est que le début. Il est également essentiel d'apprendre à naviguer dans les nuances de ces piliers, car ils ne sont pas toujours aussi simples ou linéaires qu'ils peuvent le paraître.

- **Analyse SWOT Personnel** : Connu principalement dans le domaine des affaires, l'outil SWOT (Forces, Faiblesses, Opportunités, Menaces) peut être adapté à une introspection individuelle. Pour chaque pilier, identifiez vos forces (ce que vous faites bien), vos faiblesses (zones à améliorer), les opportunités (moyens d'exploiter vos forces ou d'améliorer vos faiblesses) et les menaces (barrières ou défis potentiels). Cela vous donnera un tableau clair des zones sur lesquelles vous devez vous concentrer.

- **La Roue de la Vie** :
Il s'agit d'un outil graphique où vous évaluez différents domaines de votre vie sur une échelle de 1 à 10. Pour cet exercice, adaptez-le pour inclure des sous-sections pour chaque pilier. Par exemple, sous la santé, vous pourriez avoir : bien-être mental, activité physique, alimentation. Ceci offre une visualisation rapide de l'équilibre ou du déséquilibre existant.

- **Visualisation du Futur Idéal** :
Fermez les yeux et imaginez-vous dans un avenir où la santé, l'amour et la prospérité sont parfaitement équilibrés. Comment est votre journée typique? Qui est à vos côtés? Comment vous sentez-vous physiquement? Quelles émotions ressentez-vous? Écrivez tous les détails de cette visualisation. Ensuite, comparez cette image à votre situation

actuelle et identifiez les étapes nécessaires pour atteindre cet avenir idéal.

- **Entretiens de Rétroaction** :
  Demandez à des personnes de confiance
  (amis, famille, collègues) de vous donner
  un retour honnête sur la façon dont elles
  perçoivent votre équilibre dans les trois
  piliers. Parfois, une perspective extérieure peut apporter des éclairages que
  vous n'auriez pas considérés.

- **Journal Introspectif** :
  Tenez un journal quotidien axé spécifiquement
  sur les trois piliers. Chaque jour, écrivez vos sentiments, vos expériences, vos réussites et vos défis en relation avec la santé, l'amour et la prospérité. Au fil du temps, des schémas émergeront,
  vous offrant des indications précieuses sur ce qui
  fonctionne et ce qui doit être ajusté.

L'importance de ces exercices ne réside pas
seulement dans la prise de conscience qu'ils en-
gendrent, mais aussi dans l'action qui en découle. En plongeant profondément dans votre
propre psyché, en déconstruisant vos réalités ac-
tuelles et en envisageant les possibilités futures,
vous serez mieux équipé pour forger la synergie
que vous recherchez.

L'intention est de vous encourager à devenir l'architecte de votre propre bien-être, en reconnaissant que l'équilibre entre ces piliers n'est pas une fin en soi, mais un voyage. Un voyage qui nécessite de la perspicacité, de la patience, de la compassion pour soi-même et un engagement envers un apprentissage et une croissance continus.

Pratiques Quotidiennes : Habitudes simples pour nourrir la santé, l'amour et la prospérité ensemble.

Chaque jour, nous façonnons notre réalité à travers nos actions, nos choix et nos intentions. Tandis que l'introspection et la réflexion sont cruciales pour comprendre notre position actuelle, c'est par des actions cohérentes et intentionnelles que nous commençons véritablement à voir des changements. Voici quelques pratiques quotidiennes qui, une fois intégrées dans votre routine, peuvent contribuer à une harmonie croissante entre la santé, l'amour et la prospérité.

- La Méditation Pleine Conscience :

Elle ne vise pas seulement à améliorer votre bien-être mental, mais elle crée également un espace pour la gratitude, l'appréciation et l'amour-propre. Commencez votre journée avec 10 minutes de méditation pour centrer votre esprit, apaiser vos pensées et établir des intentions positives pour la journée à venir.

- Exercice physique régulier :

Que ce soit une marche matinale, du yoga ou une séance de sport intense, l'exercice renforce non seulement votre santé physique mais libère aussi des endorphines qui augmentent le bien-être mental. Lorsque nous nous sentons bien dans notre corps, nous sommes plus à même d'entretenir des relations saines et d'aborder nos objectifs financiers avec une clarté et une énergie renouvelées.

- Journal de Gratitude :

Avant de vous coucher, notez trois choses pour lesquelles vous êtes reconnaissant. Cet acte simple renforce l'attitude positive, le contentement et l'abondance dans votre vie, aidant à renforcer les liens dans vos relations tout en cultivant une perspective prospère.

- Fixer des Priorités :

Chaque matin, définissez vos trois principales priorités pour la journée, une pour chaque pilier. Cela garantit que chaque jour, vous faites un pas, même petit, vers l'harmonisation de ces trois éléments essentiels de votre vie.

- Pratiquer l'Écoute Active :

Dans vos interactions quotidiennes, que ce soit avec un proche, un collègue ou même un étranger, faites un effort pour écouter vraiment, sans juger ou préparer votre réponse. C'est un moyen simple d'approfondir vos relations, de montrer de l'amour et du respect, tout en recevant souvent en retour des informations précieuses qui peuvent influencer positivement d'autres domaines de votre vie, y compris votre carrière ou vos finances.

- Lecture et Éducation Continues :

Consacrez un moment chaque jour à la lecture ou à l'apprentissage de quelque chose de nouveau, que ce soit lié à votre santé, à vos relations ou à votre prospérité. La croissance personnelle est un investissement qui porte toujours ses fruits.

- Réflexion sur les Dépenses :

Avant d'effectuer un achat, posez-vous la question : "Cela contribue-t-il à ma santé, à mon amour ou à ma prospérité ?" Ce simple acte de réflexion peut conduire à des décisions financières plus judicieuses et à une plus grande satisfaction globale.

- Établissement de Limites :

Apprenez à dire non quand cela est nécessaire. Que ce soit pour préserver votre bien-être mental, pour consacrer du temps à vos relations ou pour gérer vos ressources financières, établir des limites est essentiel pour maintenir un équilibre.

- Pratiques d'Affirmation :

Commencez ou terminez la journée par des affirmations qui renforcent votre confiance, votre amour-propre et votre mentalité d'abondance. Des affirmations telles que "Je suis digne de santé, d'amour et de prospérité" peuvent réaligner votre énergie et votre focus.

- Temps de Qualité :

Réservez du temps chaque jour pour passer des moments de qualité avec vous-même et vos proches. Que ce soit pour partager un repas, marcher dans la nature ou simplement discuter, ces moments nourrissent l'âme et renforcent les liens.

La clé est la cohérence. De petites actions, effectuées régulièrement, ont le pouvoir de créer des changements monumentaux au fil du temps. En intégrant ces habitudes dans votre quotidien, vous créez un environnement propice à l'épanouissement simultané de la santé, de l'amour et de la prospérité. Chaque jour est une opportunité pour vous rapprocher de l'harmonie que vous désirez, et avec ces pratiques à votre disposition, chaque pas vous y rapproche un peu plus.

Le chemin vers l'harmonie entre la santé, l'amour et la prospérité est autant un voyage intérieur qu'extérieur. Bien que l'ajout d'habitudes spécifiques puisse aider à modeler notre réalité extérieure, il est tout aussi crucial d'examiner nos croyances, nos motivations et nos valeurs pour comprendre pleinement comment et pourquoi nous sommes guidés vers certaines actions et décisions. La mise en place de pratiques quotidiennes n'est pas simplement une liste de tâches à cocher, mais plutôt une manifestation de notre engagement à vivre pleinement et à poursuivre un équilibre entre ces trois piliers essentiels.

L'une des plus grandes erreurs que nous commettons souvent en adoptant de nouvelles habitudes est de les percevoir comme des objectifs isolés. Par exemple, si nous envisageons la méditation simplement comme une méthode pour réduire le stress, nous pourrions passer à côté de sa puissante capacité à nous rapprocher de nos êtres chers ou à clarifier nos objectifs financiers. De même, l'établissement de priorités ou la pratique de l'écoute active n'est pas seulement bénéfique dans le contexte de l'amour ou des relations. Ils peuvent également avoir un impact sur notre bien-être physique et notre capacité à attirer et gérer la prospérité.

Ainsi, la clé réside moins dans les habitudes elles-mêmes que dans la conscience avec laquelle nous les adoptons. Chaque pratique quotidienne est une invitation à être présent, à réfléchir profondément et à choisir des actions qui résonnent avec nos aspirations les plus élevées. En engageant chaque habitude avec une intention claire, nous amplifions son potentiel et nous rapprochons de l'équilibre que nous cherchons.

Par exemple, prenons l'acte d'écrire dans un journal de gratitude. À la surface, cela pourrait sembler être une simple liste de choses positives. Cependant, avec un esprit attentif, cela devient une pratique de reconnaissance de l'abondance déjà présente, une affirmation de l'amour que nous recevons et donnons, et un rappel des petits miracles qui soutiennent notre santé chaque jour. En reconnaissant ces bénédictions quotidiennes, nous nous ouvrons également à la possibilité de reconnaître et de saisir les opportunités qui se présentent dans d'autres domaines de notre vie.

Le vrai pouvoir des pratiques quotidiennes réside dans leur capacité à renforcer nos liens avec nous-mêmes et avec le monde qui nous entoure. En étant délibéré dans nos actions, en cultivant la présence et en embrassant chaque jour comme une nouvelle opportunité de croissance, nous élargissons notre capacité à vivre une vie équilibrée et harmonieuse. Il s'agit moins de ce que nous faisons, et plus de la manière dont nous le faisons. En fin de compte, le voyage vers l'harmonisation de la santé, de l'amour et de la prospérité commence et se termine par la conscience de soi, et chaque pratique quotidienne est une porte vers cette prise de conscience.

Défis Synergiques : Invitations mensuelles ou hebdomadaires pour les lecteurs à expérimenter la fusion de ces trois éléments.

Dans l'exploration incessante de l'expérience humaine, il est impératif de comprendre que la santé, l'amour et la prospérité ne sont pas de simples compartiments isolés de notre existence. En réalité, ces trois piliers sont profondément entrelacés, fonctionnant dans une danse délicate de cause à effet, d'influence mutuelle et de renforcement réciproque. Pour une personne cherchant à maximiser son bien-être, l'approche traditionnelle axée sur l'optimisation individuelle de chaque domaine peut s'avérer limitée. C'est pourquoi nous proposons une exploration plus nuancée : les défis synergiques.

Imaginez les défis synergiques comme des expériences ciblées conçues pour vous plonger profondément dans la confluence des trois domaines. Ces défis, qu'ils soient hebdomadaires ou mensuels, visent à mettre en lumière la manière dont ces éléments interagissent et se nourrissent mutuellement, tout en vous offrant des outils pour naviguer dans cette intersection avec intention et perspicacité.

Considérez par exemple un défi qui encourage à la fois la santé physique et la prospérité. Plutôt que de voir l'exercice physique comme une simple routine pour le bien-être corporel, imaginez une marche quotidienne où, à chaque pas, vous méditez sur vos objectifs financiers, reconnaissant la valeur du temps, l'importance de la planification et la tranquillité d'esprit qui découle d'une sécurité économique bien gérée.

Un autre défi pourrait vous inviter à explorer l'intersection de l'amour et de la prospérité. Comment percevez-vous l'abondance dans vos relations? Comment les ressources - qu'elles soient temporelles, émotionnelles ou financières - sont-elles allouées, valorisées et partagées dans le cadre de vos relations? Cette semaine, prenez le temps de discuter ouvertement de ces questions avec un proche, non pas pour trouver des solutions immédiates, mais pour approfondir votre compréhension mutuelle de l'économie de l'affection.

La véritable beauté de ces défis réside dans leur capacité à transcender les frontières conventionnelles que nous avons érigées autour de ces piliers. En opérant à leur intersection, nous sommes invités à repenser nos préjugés, à élargir nos perspectives et à embrasser la complexité de la condition humaine.

En fin de compte, ces défis synergiques sont bien plus que de simples tâches ou exercices. Ils sont une invitation à vivre plus pleinement, à reconnaître les innombrables façons dont les domaines de notre vie sont intrinsèquement liés et à prendre des mesures éclairées pour cultiver un équilibre dynamique. En s'engageant dans cette démarche, le lecteur peut non seulement renforcer sa compréhension de ces piliers, mais aussi, et peut-être plus important encore, établir un lien plus profond avec lui-même et avec le vaste réseau d'interdépendances qui façonnent sa réalité.

À mesure que nous naviguons dans les méandres de notre existence, la quête de l'épanouissement et de l'équilibre demeure au cœur de nos préoccupations. Dans ce chapitre, nous avons exploré non seulement les domaines distincts de la santé, de l'amour et de la prospérité, mais aussi les zones de confluence où ces éléments se rejoignent et interagissent. Plutôt que de voir ces piliers comme des silos isolés, nous avons appris à embrasser leur interdépendance et à reconnaître la puissance qui réside dans leur synergie.

Les exercices de réflexion nous ont offert un miroir pour contempler où nous nous situons, les pratiques quotidiennes ont servi de boussole pour nous guider jour après jour, et les défis synergiques, quant à eux, ont agi comme des catalyseurs, nous poussant à expérimenter, à ressentir et à comprendre ces intersections de manière profonde.

Cependant, au-delà des outils et des techniques, le message central de ce chapitre est simple : notre voyage vers le bien-être est intrinsèquement lié à la manière dont nous percevons, valorisons et intégrons ces piliers dans notre vie. Au lieu d'adopter une vision compartimentée, nous sommes invités à voir notre existence comme une toile interconnectée, où chaque fil tissé a le potentiel d'affecter l'ensemble.

En approfondissant cette compréhension et en embrassant la complexité et la beauté de ces interactions, nous ouvrons la porte à une transformation plus holistique. Un épanouissement qui ne repose pas uniquement sur la maximisation d'un pilier au détriment des autres, mais sur une danse délicate et intentionnelle entre tous.

Continuons d'avancer dans notre exploration, souvenez-vous que chaque étape, chaque prise de conscience, chaque action entreprise contribue à façonner la tapestry de votre vie. Et comme toute œuvre d'art, c'est la somme de ses parties, aussi bien que leurs interactions, qui lui donne sa profondeur et sa beauté.

Chapitre 7

Naviguer à Travers les Saisons de la Vie

"La vie est un cycle, tout comme les saisons. La clé est d'apprendre comment naviguer à travers les saisons." - Jim Rohn

Comment la priorité entre ces piliers peut changer au fil du temps, et comment maintenir leur synergie à travers ces transitions.

L a vie, dans son éternelle danse, se caractérise par ses cycles et ses saisons, chacun apportant son propre ensemble de défis, de récompenses et de leçons. De la tendre enfance aux défis de l'adolescence, de la quête d'identité de la jeunesse à la sagesse introspective de l'âge mûr, chaque saison de la vie apporte des changements inévitables. Ces changements, loin d'être des obstacles, sont des opportunités pour nous de redéfinir, d'ajuster et de réaligner nos priorités et nos aspirations.

Dans cette danse dynamique de l'existence, les trois piliers que sont la santé, l'amour et la prospérité ne restent pas statiques. Leur importance relative et leur influence peuvent osciller, se déplacer et se transformer en fonction de la mélodie jouée par le temps.

Prenons, par exemple, l'adolescence. À ce stade, la santé peut être souvent prise pour acquise, l'amour pourrait être principalement exploré sous l'angle des premiers émois et des amitiés profondes, tandis que la prospérité pourrait se manifester principalement à travers la quête d'autonomie et d'indépendance. Avancez dans le temps, et la jeune parentalité pourrait voir une priorité accrue accordée à la prospérité, non pas pour la richesse en soi, mais comme un moyen de garantir la sécurité et le bien-être de la famille grandissante.

À mesure que les saisons changent, la complexité des interactions entre ces piliers s'accroît également. Dans la maturité, la santé pourrait devenir une préoccupation prééminente, l'amour pourrait s'élargir pour englober non seulement la famille immédiate, mais aussi les amis, la communauté, voire l'humanité dans son ensemble. La prospérité, à ce stade, pourrait être moins axée sur l'accumulation que sur le legs, la générosité et la transmission de la sagesse.

Mais comment, dans ces transitions constantes, peut-on maintenir la synergie entre ces piliers essentiels?

L'une des clés réside dans la conscience. Reconnaître que, bien que l'importance de chaque pilier puisse varier, aucun d'eux ne doit être négligé. Comprendre que la santé est la fondation, l'amour est le ciment, et la prospérité est le toit de la maison que nous construisons au fil de notre vie.

De plus, il est essentiel de se rappeler que les saisons, bien qu'elles semblent prévisibles, apportent toujours des surprises. La résilience, la flexibilité et l'ouverture d'esprit sont cruciales pour naviguer à travers ces eaux changeantes. Accepter que chaque saison ait sa propre beauté, ses propres défis et ses propres opportunités est essentiel pour maintenir une synergie équilibrée entre santé, amour et prospérité.

La vie est un voyage de découverte, d'ajustement et de croissance. À chaque saison, il y a une opportunité d'apprendre, d'aimer et de prospérer. En abordant chaque phase avec une intention claire, une curiosité ouverte et un cœur bienveillant, nous pouvons non seulement naviguer à travers les saisons de la vie avec grâce et dignité, mais aussi enrichir notre existence et celle des autres à chaque étape du chemin.

Naviguer à travers les saisons de la vie nécessite une compréhension profonde de soi et de la manière dont nous réagissons et interagissons avec notre environnement changeant. Chaque saison apporte son propre ensemble de leçons, mais aussi de nouvelles perspectives sur les piliers de la santé, de l'amour et de la prospérité.

Quand nous sommes jeunes, la santé est souvent perçue comme un acquis. Nous nous sentons invincibles, prêts à affronter le monde sans nous soucier de conséquences à long terme. Cependant, cette insouciance a son revers. De mauvaises habitudes peuvent se former, des relations peuvent être prises pour acquises et les fondements de la prospérité pourraient être négligés. Avec l'âge vient une prise de conscience accrue de notre mortalité, une réévaluation de nos relations et une compréhension plus profonde de ce que signifie vraiment la prospérité.

En vieillissant, la façon dont nous abordons l'amour peut également évoluer. Les relations peuvent devenir plus profondes et significatives. Nous commençons à comprendre l'importance de donner et de recevoir de l'amour de manière inconditionnelle, et la valeur d'une relation fondée sur la confiance, la compréhension mutuelle et le respect. De même, nos perspectives sur la prospérité changent. Ce n'est plus simplement une question d'avoir suffisamment d'argent pour répondre à nos besoins et à nos désirs, mais aussi de laisser un héritage, de donner en retour à la communauté et de trouver un sens et un but dans ce que nous faisons.

En ce qui concerne la prospérité, les jeunes années pourraient être marquées par une poursuite effrénée de la réussite matérielle, une course pour obtenir le meilleur emploi, la plus grande maison, ou la voiture la plus rapide. Mais à mesure que les saisons passent, une compréhension plus nuancée de la prospérité peut émerger. Elle peut devenir moins axée sur les possessions matérielles et davantage sur les expériences, les relations et la réalisation personnelle.

L'un des défis majeurs dans cette navigation est de garder une synergie harmonieuse entre ces trois piliers à chaque étape. L'équilibre est la clé. Par exemple, sacrifier sa santé au nom de la prospérité à un jeune âge peut entraîner des complications médicales plus tard dans la vie. De même, négliger les relations au profit de la carrière peut conduire à la solitude et à l'isolement à un âge avancé.

Pour maintenir cet équilibre, il est crucial de faire régulièrement le point sur nos vies. Réfléchir à nos priorités, à nos valeurs et à la manière dont nous voulons vivre. Cela implique d'être conscient de nos actions et de leurs conséquences, de prendre des décisions éclairées et de chercher constamment à grandir et à apprendre.

Chaque saison de la vie offre des opportunités uniques pour enrichir notre compréhension et notre expérience de la santé, de l'amour et de la prospérité. En accueillant chaque saison avec une attitude ouverte et positive, en étant prêt à apprendre et à s'adapter, nous pouvons non seulement vivre une vie riche et épanouissante, mais aussi laisser un héritage durable pour les générations futures.

Conclusion

"La beauté de la vie est d'embrasser sa complexité tout en cherchant à comprendre et à apprécier chaque instant." - Confucius

L'appel à embrasser la complexité et la beauté de la vie en cultivant consciemment ces trois domaines.

La vie est une mosaïque complexe d'expériences, d'émotions et de leçons. Chaque pièce, aussi minuscule soit-elle, ajoute de la couleur, de la profondeur et de la texture à l'ensemble, créant une image complète de qui nous sommes et de ce que nous devenons. Au cœur de cette image se trouvent trois éléments essentiels qui façonnent notre existence : la santé, l'amour et la prospérité.

Comme nous l'avons vu tout au long de ce livre, ces trois piliers ne sont pas des entités isolées. Ils sont profondément interconnectés, chacun influençant et étant influencé par les autres. Mais, plus que cela, ils représentent une invitation à plonger profondément dans la richesse de

la vie, à embrasser sa complexité tout en cherchant des moyens de la rendre plus harmonieuse, plus équilibrée et, finalement, plus signi-
ficative.

Embrasser cette complexité, c'est reconnaître que nous ne sommes jamais vraiment "fi-
nis". Nous sommes en constante évolution, en
apprentissage, en croissance. Chaque jour apporte de nouvelles opportunités pour renforcer
notre santé, approfondir nos relations et poursuivre une prospérité qui va au-delà du simple
matérialisme. C'est un voyage sans fin, mais c'est
précisément cette nature continue qui le rend si
enrichissant.

En cultivant consciemment ces trois domaines, nous prenons le contrôle de notre
propre récit. Nous ne sommes plus des victimes
passives des circonstances, mais des architectes
actifs de notre propre destin. Nous commençons
à comprendre que, même si la vie peut souvent
être imprévisible et parfois douloureuse, elle est
également pleine de possibilités. Et, avec chaque
choix que nous faisons, avec chaque action que
nous entreprenons, nous avons le pouvoir de
dessiner un futur plein de promesses.

Mais cela exige du courage. Le courage de
regarder en nous-mêmes, de confronter nos
peurs et nos insécurités, et de prendre des me-

sures pour surmonter les obstacles qui se dressent sur notre chemin. Cela nécessite également de la persévérance, une détermination à continuer même lorsque les choses deviennent difficiles.

C'est aussi un appel à l'humilité. Reconnaître que nous n'avons pas toutes les réponses, que nous faisons tous des erreurs et que, malgré nos meilleures intentions, nous sommes tous imparfaits. Mais c'est dans cette imperfection que réside la beauté de la vie. C'est ce qui nous rend humains. Et, en embrassant notre humanité, nous découvrons également notre capacité innée à aimer, à donner et à créer du sens dans un monde souvent chaotique.

Alors que nous concluons ce voyage, je vous invite à faire une pause et à réfléchir à ce que ces trois piliers signifient pour vous. Comment pouvez-vous les cultiver davantage dans votre vie ? Quels changements pouvez-vous apporter pour créer une synergie plus profonde entre eux ? Et surtout, comment pouvez-vous vivre chaque jour avec intention, passion et un sens profond de la finalité ?

La vie est un cadeau précieux. C'est une toile sur laquelle nous avons le privilège de peindre notre propre chef-d'œuvre. Avec chaque coup de pinceau, chaque couleur que nous choisissons, nous avons l'opportunité de créer quelque chose de beau, quelque chose qui résonne non seulement avec nous, mais aussi avec ceux qui nous entourent.

Alors, chers lecteurs, je vous laisse avec cet appel : embrassez la complexité de la vie. Cherchez la beauté dans les moments simples. Et, surtout, cultivez consciemment la santé, l'amour et la prospérité à chaque étape de votre voyage. En faisant cela, vous ne découvrirez pas seulement la richesse de la vie, mais vous la créerez aussi.

La vie, avec ses hauts et ses bas, ses défis et ses opportunités, est une mélodie constante, jouée par des instruments distincts mais harmonieux : la santé, l'amour et la prospérité. En tant qu'êtres humains, nous sommes les compositeurs de cette symphonie, choisissant les notes, le tempo et les nuances. Pourtant, chaque note a son importance, et c'est l'harmonie entre elles qui crée le chef-d'œuvre de notre existence.

La santé est la fondation, le socle sur lequel tout repose. Elle représente la force vitale qui anime notre être, nous permettant d'interagir avec le monde qui nous entoure. Sans elle, rien n'est possible. C'est le rythme cardiaque qui bat inlassablement, rappelant notre existence, notre vitalité. Mais la santé ne concerne pas seulement notre physique. Elle englobe également notre bien-être mental et émotionnel, nos pensées, nos sentiments, nos aspirations. Elle est le reflet de notre équilibre intérieur.

L'amour, lui, est la mélodie. Il donne un sens à notre existence, colore notre monde d'émotions et de relations. C'est le doux son d'une berceuse ou le chant passionné d'une ballade d'amour. L'amour est la force qui nous lie aux autres, qui nous unit dans une danse éternelle de joie, de tristesse, d'espoir et de désespoir. C'est le carburant qui alimente notre désir d'appartenir, de se connecter, de partager.

Et puis, il y a la prospérité. Plus qu'une simple accumulation de richesses matérielles, elle représente l'abondance sous toutes ses formes : abondance de connaissances, de talents, d'opportunités et de réalisations. La prospérité est l'expression de notre capacité à transformer nos rêves en réalité, à donner vie à nos aspirations, à créer un impact dans le monde.

Mais, ces trois éléments, pris séparément, n'atteignent pas leur potentiel maximal. C'est seulement lorsqu'ils sont entrelacés, nourris et cultivés ensemble, qu'ils forment une trinité puissante, capable d'illuminer nos vies de mille feux. C'est cette combinaison magique qui donne naissance à une vie pleine de sens, de bonheur et de satisfaction.

Ce voyage à travers les pages de ce livre n'était pas seulement une exploration de chaque pilier, mais une invitation à découvrir le pouvoir de leur synergie. À reconnaître que, lorsque nous prenons soin de notre corps, nourrissons notre cœur et cultivons notre esprit, nous créons un cercle vertueux, un équilibre qui nous propulse vers des sommets encore inexplorés.

Chers lecteurs, en terminant ce livre, je vous encourage à porter un regard introspectif sur votre propre vie. Où en êtes-vous dans votre quête d'équilibre entre la santé, l'amour et la prospérité? Comment pouvez-vous tisser ces fils ensemble pour créer une tapestry riche et vibrante?

La vie est un voyage, une aventure. Elle est pleine de mystère, de magie et de merveille. Embrassez chaque moment, chaque expérience, chaque leçon. Car c'est dans cette étreinte que réside le secret d'une vie bien vécue : une vie où la santé, l'amour et la prospérité s'unissent dans une danse éternelle, créant la mélodie parfaite de l'existence humaine.

www.ingramcontent.com/pod-product-compliance
Lightning Source LLC
Chambersburg PA
CBHW032028290526
45786CB00011B/1044